症例でたどる
頭部MRI・CT
時間経過で画像はこう変わる

縄田昌浩 著

社会医療法人寿会富永病院放射線科

金芳堂

序

　二十数年前，放射線科の駆け出しの研修医であった私は，九州の救急病院をローテイトしました．

　その病院では，先進的な取り組みとして，領域ごとに，診療科を越えてセンター方式の運用がされており，脳神経救急センターに配属された私は，搬入されてくる外傷や脳卒中患者を診察し，蘇生し，治療し，リハビリ指示から退院まで主治医として携わり，放射線科医ではできない，貴重な経験をすることができました．

　歩行していた外傷患者が1時間後に3ケタの意識障害となって緊急手術をしたり，血管内治療は成功しても，その後に起きる数々の病態との闘いをするなかで，画像も時々刻々と変化することを身をもって経験しましたが，残念ながら，時間経過の視点でまとめられた画像の参考書はありませんでした．

　時間経過とともに変化する画像を，自らの経験をもとに多くの先生方に知っていただきたい思いが，今回の出版の原点です．

　MRI装置が臨床に供用されて，まもなく40年となり，今日では完成度の高い書籍が多数出版されていますので，画像診断の基本は，それら成書をご参考いただきたいと思います．

　本書は，画像の変化に注力した内容となっています．

　画像診断の成書を補完する形で，ご参照いただき，先生方の診療にお役立ていただければ幸いです．

2018年11月

社会医療法人寿会富永病院放射線科副部長

縄田昌浩

目　次

Ⅰ　脳血管障害

1．出血性脳卒中と関連疾患

くも膜下出血 1　内頸動脈瘤破裂　開頭クリッピング例・続発性水頭症の発症 5
くも膜下出血 2　脳底動脈瘤破裂　開頭クリッピング例・遅発性脳血管攣縮・続発性水頭症の発症..... 9
くも膜下出血 3　脳底動脈瘤破裂　コイル塞栓例・遅発性脳血管攣縮・続発性水頭症の発症........... 13
遅発性脳血管攣縮 1　carotidfork 発症例.. 19
遅発性脳血管攣縮 2　皮質枝発症例 21
コイルコンパクション 1　コイル再充填実施例... 23
コイルコンパクション 2 26
脳動脈瘤増大 1　未破裂動脈瘤の増大例... 28
脳動脈瘤増大 2　クリッピング後の増大例... 30
脳動脈瘤増大 3　解離性動脈瘤の増大例... 32
脳動脈瘤増大 4　未破裂動脈瘤の増大例... 34
脳出血 MRI の信号変化 1　皮質下出血　全経過 35
脳出血 MRI の信号変化 2　皮質下出血　急性期から慢性期の変化 39
脳出血 MRI の信号変化 3　被殻出血　亜急性期の変化 41
脳出血 MRI の信号変化 4　視床出血　亜急性期の変化 42
脳出血の CT 変化 1 44
脳出血の CT 変化 2 47

2．虚血性脳卒中と関連疾患

脳梗塞 1　内頸動脈閉塞　血栓吸引術・開頭外減圧療法実施例.. 51
脳梗塞 2　内頸動脈閉塞　ステント型血栓回収デバイスによる治療例.. 54
脳梗塞 3　中大脳動脈閉塞　アテローム血栓性脳梗塞例... 58
自然再開通 1 61
自然再開通 2 63
自然再開通 3 65
Early CT sign と経過 67
脳梗塞 FLAIR の信号変化 69

出血性梗塞 71

Fogging effect 73

出血性梗塞と fogging effect 74

T2 shine through 1 75

T2 shine through 2 76

皮質層状壊死 1 78

皮質層状壊死 2 80

ワーラー変性 1　皮質脊髄路 82

ワーラー変性 2　橋小脳路 85

ワーラー変性 3　皮質脊髄路 87

交差性小脳萎縮 1 90

交差性小脳萎縮 2 93

3.　その他の脳血管障害

脳静脈洞血栓症 1　抗凝固療法実施例 96

脳静脈洞血栓症 2　出血発症・機械的血栓回収例 99

脳静脈洞血栓症 3　抗凝固療法実施例 102

脳動脈解離 1　内頸動脈解離 104

脳動脈解離 2　椎骨動脈解離 106

脳動脈解離 3　小脳梗塞発症例 108

脳動脈解離 4　嚢状動脈瘤出現例 110

もやもや病 1 112

もやもや病 2　MRA による stage 分類 115

もやもや病 3　小児例 117

Ⅱ　脱髄・変性

多発性硬化症 1　長期経過追跡例 121

多発性硬化症 2 126

Wernicke 脳症 132

亜急性連合性脊髄変性症 135

Ⅲ　外傷

急性硬膜外血腫 1 139

急性硬膜外血腫 2 142

急性硬膜下血腫 144

脳挫傷 1　反衝損傷 147

脳挫傷 2　直撃損傷...149
脳脂肪塞栓症 1...150
脳脂肪塞栓症 2...152
脳脊髄液漏出症 1　硬膜下血腫出現例...153
脳脊髄液漏出症 2　保存的治療で軽快例...158
脳脊髄液漏出症 3　外傷よる発症例...160

Ⅳ 腫瘍・その他

脳海綿状血管腫 1...165
脳海綿状血管腫 2　家族性発症　10 年追跡例...168
脳海綿状血管腫 3　家族性発症　7年5ヵ月追跡例...170
脳腫瘍増大　髄膜腫　MIB-1 高値例...171
脳腫瘍縮小　聴神経腫瘍（前庭神経鞘腫）...173
ガンマナイフ治療 1　聴神経腫瘍（前庭神経鞘腫）...175
ガンマナイフ治療 2　聴神経腫瘍（前庭神経鞘腫）...177
ガンマナイフ治療 3　脳動静脈奇形...178
ガンマナイフ治療 4　海綿状血管腫...181
下垂体卒中...184
けいれん発作後の拡散強調画像 1　症候性てんかん...186
けいれん発作後の拡散強調画像 2　てんかん...188
一過性全健忘...190
可逆性脳血管攣縮症候群 1...192
可逆性脳血管攣縮症候群 2　両側内頸動脈発症例...193
可逆性脳血管攣縮症候群 3　中大脳動脈発症，一過性脳虚血発作発症例...195
可逆性脳血管攣縮症候群 4　椎骨動脈発症例...196
特発性正常圧水頭症 1...197
特発性正常圧水頭症 2...203
サイホン現象...205
脳表ヘモジデリン沈着...208

外国語索引...211
日本語索引...212

本書の記載

画像の右側は，患者の左側とします（RL 記載のある画像を除く）．
来院日，搬入日を第 1 病日とします（一部症例を除く）．

略語・用語

MRI：Magnetic Resonance Imaging, 磁気共鳴画像.

T1WI：T1 Weighted Image, T1 強調像.

T2WI：T2 Weighted Image, T2 強調像.

T2*WI：T2* Weighted Image, T2* 強調像.

FLAIR：Fluid Attenuated Inversion Recovery, 脳脊髄液抑制像.

DWI：Diffusion Weighted Image, 拡散強調像.

ADC map：Apparent Diffusion coefficient map, 拡散係数像，b-value は 0, 1000.

MRA：Magnetic Resonance Angiography. 3D-TOF 法で撮影.

MRV：Magnetic Resonance Venography.

DSA：Digital Subtraction Angiography.

DA：Digital Angiography.

3D-CTA：3D CT Angiography.

VR 像：Volume rendering 像.

低吸収(域)：CT で黒く表示される Low density area.

高吸収(域)：CT で白く表示される High density area.

低信号(域)：MRI で黒く表示される Low intensity area.

高信号(域)：MRI で白表示される High intensity area.

JCS：Japan Coma Scale.

GCS：Glasgow Coma Scale.

MMT：Manual Muscle Test. 徒手筋力テスト.

中大脳動脈分岐部.
中大脳動脈水平部遠位の血管分岐部は bifurcation と称されることが多いですが，3 分岐
(trifurcation) もあることから，中大脳動脈動脈分岐部と記載.

I

脳血管障害

1
出血性脳卒中と関連疾患

出血性脳卒中

　脳卒中の臨床型は，出血性脳卒中，虚血性脳卒中にわけられる．出血性脳卒中は，出血の局在から，脳の実質に出血する脳出血，くも膜下出血，硬膜下血腫などにわけられる．また原因別には高血圧性と非高血圧性にわけられる．高血圧性脳出血は，被殻，視床，小脳歯状核，橋などが好発部位で，細動脈の微小動脈瘤破裂により生じるとされている．非高血圧性の脳出血は，脳動静脈奇形，アミロイドアンギオパチー，出血性疾患や海綿状血管腫などがあり，脳動静脈奇形や海綿状血管腫は年齢にかかわらず脳のどの部位にも発症し，アミロイドアンギオパチーを背景とする出血は高齢者で葉状広範な皮質下出血を呈することが多い．くも膜下出血の原因の多くは，脳動脈瘤破裂であり，脳動脈瘤は，ウイリス動脈瘤近傍や皮質枝の血管分岐部などに生じ，家族歴をもつことがある．脳動脈瘤破裂では，脳内血腫や硬膜下血腫を生じることもある．いずれの出血も脳室内へ血腫を伴うことがある．動脈解離は，出血性虚血性，いずれの脳卒中の原因にもなりうる．脳血管解剖を基本とした各出血性脳卒中を，図に示す．

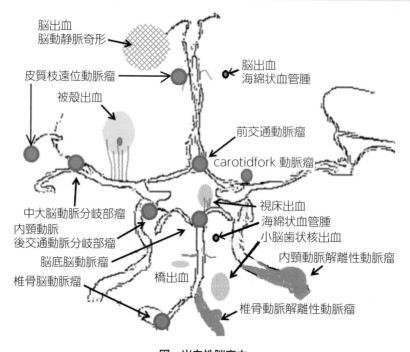

図　出血性脳卒中

参考文献
1) 田中耕太郎, 高嶋修太郎編：必携脳卒中ハンドブック．診断と治療社，2008．
2) 峰松一夫監修：脳卒中レジデントマニュアル第2版．中外医学社，2013．
3) 小林祥泰編：脳卒中データバンク2015．中山書店，2015．

くも膜下出血 1

内頸動脈瘤破裂
開頭クリッピング例・続発性水頭症の発症

年齢性別：40代，女性．
主　訴：意識障害，けいれん．
既往歴：特記すべき事項なし．
現病歴：飛行機で移動し空港から帰宅中，意識障害と強直性けいれんを発症し近医へ救急搬送される．くも膜下出血の診断を受けて，治療目的にて搬入となる．
現　症：意識レベル GCS 7(E1 V2 M4).

搬入時

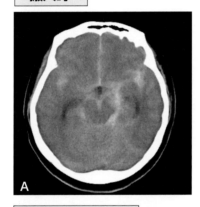
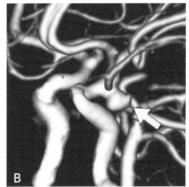

クリッピング後

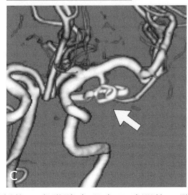
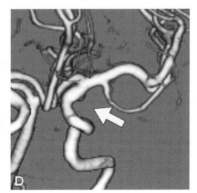

A：CT 水平断像，意識障害発症2時間後．脳底槽，両側の Sylvius 谷，大脳半球間裂に，びまん性にくも膜下出血を認める．
B：3D-CTA VR 像．左内頸動脈 supraclinoid portion に，後方に突出する2mm大の嚢状動脈瘤を認める．
C：3D-CTA VR 像，クリッピング後．
D：3D-CTA VR 像，クリッピング後．血管のみ．

動脈瘤は完全にクリッピングされ，瘤は造影されず，母動脈の狭窄を認めない．

6　Ⅰ　脳血管障害

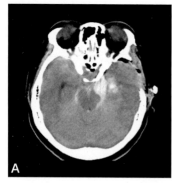
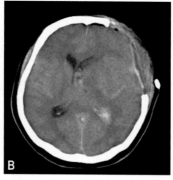
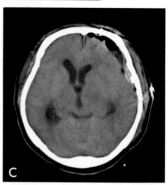

A：CT，脳底槽レベル．左内頸動脈のクリップを認める．橋前槽の左側に，やや多いくも膜下出血を認め，左側の側頭葉内側に脳内血腫を認める．左側の脳室下角は閉じており，脳は腫脹し，頭蓋骨は開放されたままである．
B：CT，側脳室レベル．左側の大脳は腫脹し，大脳鎌下の帯状回ヘルニアを呈している．左側の側脳室三角部に脳室内血腫を認める．
C：CT，側脳室前角レベル．脳腫脹が軽減したことから，頭蓋骨を戻す形成術を行った．頭蓋骨内板下には，術後所見としてのわずかな血腫と気頭症を認める．

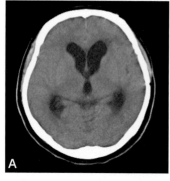
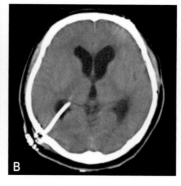
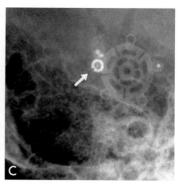

頭痛，めまいを訴えて受診．
A：CT．側脳室前角レベル．Evans index 0.35 の脳室拡大を呈している．
B：CT．続発性の水頭症の診断のもと，脳室腹腔短絡術（Ventriculoperitoneal；VP シャント）を実施．右側の側脳室三角部に先端を置くシャントチューブが挿入されている．
C：頭部単純 X 線写真．CODMAN® HAKIM® 圧可変式バルブシャントシステムを使用し，バルブ圧は 120 mmH$_2$O に設定されている．

4ヵ月後（VPシャント実施39日）

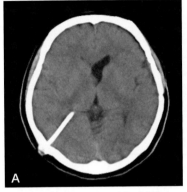
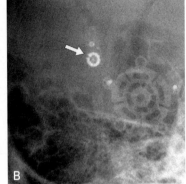

A：CT．脳室拡大は改善したが，右側の側脳室はスリット状になり，シャント効果が過大と考えられた．
B：頭部単純X線写真．バルブ圧設定を160mmH₂Oへ上げる変更を行った．

5ヵ月後（バルブ圧変更14日後）

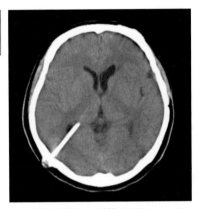

CT．右側の側脳室内腔が出現し，正常な脳室の形態を呈している．

4年5ヵ月後

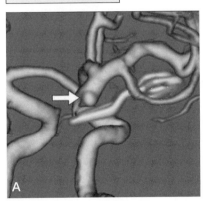

7年後

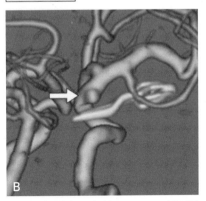

A：3D-CTA VR像．内頚動脈 supraclinoid portion に，動脈瘤が出現している（矢印）．
B：3D-CTA VR像．動脈瘤の大きさに増大を認めない（矢印）．

8　I　脳血管障害

症例のまとめ
||||||||||||||||||||||||||||

　内頸動脈瘤破裂による，くも膜下出血を発症し，Grade Ⅳであるが年齢を考慮して開頭脳動脈瘤クリッピング術が実施された症例である．術後経過は良好で頭蓋骨形成術が行われたが，その後，続発性水頭症を発症した．くも膜下出血の3割程度に，出血による髄液吸収障害が原因と考えられる水頭症が発生する．治療は，脳室腹腔短絡術，脳室心房短絡術，腰椎腹腔短絡術が行われる．

　本症例では脳室腹腔短絡術が実施された．水頭症は続発性正常圧水頭症と考えられるが，腰椎穿刺による髄液圧計測を行っていないため，水頭症と記載した．慢性期には，新たな脳動脈瘤の発生が確認された．

シャントシステムは，特発性正常圧水頭症の項（☞ p.201）**で解説があります．**

参考文献
Chen S, et al: Hydrocephalus after Subarachnoid Hemorrhage: Pathophysiology, Diagnosis, and Treatment. BioMed Research International, Review article, Vol 2017.

くも膜下出血 2

脳底動脈瘤破裂
開頭クリッピング例・遅発性脳血管攣縮・続発性水頭症の発症

年齢性別：70代，女性．
主　訴：意識障害．
既往歴：不詳．
現病歴：頭痛，嘔吐が突然出現し，友人が救急車を要請し搬入となる．
現　症：意識レベル GCS 8(E1 V3 M4)．

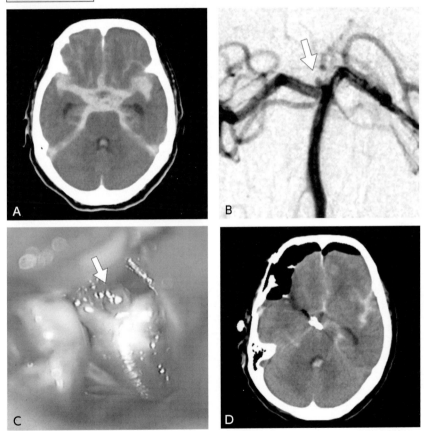

A：CT，発症1時間．脳底槽，両側のSylvius裂，大脳半球間裂などに，びまん性にくも膜下出血を認める．第4脳室内にも血腫を認める．Fisher group 4のくも膜下出血を呈している．
B：DSA，右椎骨動脈造影．脳底動脈先端に，上方へ突出する2mm大の嚢状動脈瘤を認める(矢印)．
C：術中写真．DSAで認めた動脈瘤を認める（矢印）．
D：CT，動脈瘤クリッピング後．脳底槽にクリップを認める．術後所見としての気頭症を認める．右側の開頭部のくも膜下出血は洗浄除去されているが，左側のSylvius裂などでは残存している．

10　I　脳血管障害

第9病日

左側の片麻痺が出現しMRIを撮影.

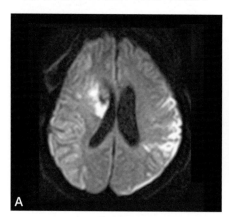 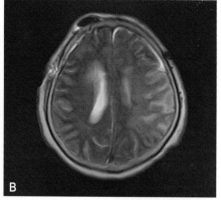

A：MRI DWI. 右側の放線冠，左側の頭頂葉の皮質，皮質下白質に高信号を認める.
B：MRI T2WI. DWIの高信号の領域は，T2WIでも高信号を呈し，梗塞に陥っていると考えられる.

第1病日　　　　　　第9病日

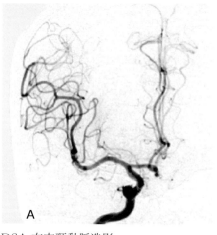 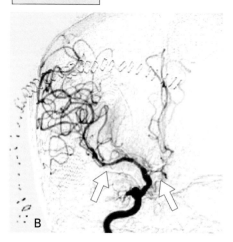

A：DSA 右内頸動脈造影.
B：DSA 右内頸動脈造影. 第1病日と比較して，右側の carotid fork（中大脳動脈，前大脳動脈の起始部）で狭窄を認める（矢印）. MRIで梗塞に陥っている領域は，中大脳動脈から分岐する，外側線条体動脈領域である.

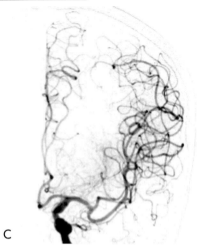

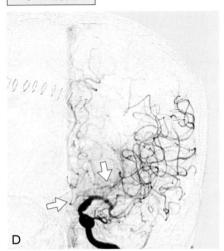

C：DSA 左内頸動脈造影.
D：DSA 左内頸動脈造影．左側の中大脳動脈，前大脳動脈近位で，血管径が狭小化している（矢印）．MRI で梗塞を認めた頭頂部に分布する末梢の描出が不良である．

遅発性脳血管攣縮と診断し，血管造影に続いて，塩酸ファスジル（エリル®）30 mg を動注した．

傾眠傾向が出現し CT を撮影．

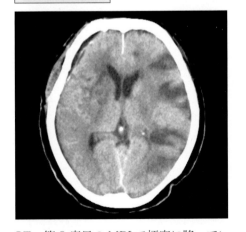

CT．第9病日の MRI で梗塞に陥っていた領域は，低吸収域として認められる．

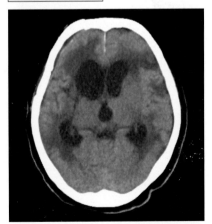

CT．Evans index 0.39 の脳室拡大を認める．脳室周囲白質の淡い低吸収域を認める．

くも膜下出血後の続発性水頭症の診断のもと，脳室腹腔短絡術（ventriculoperitoneal；VP シャント）を実施した．

I 脳血管障害

VPシャント後

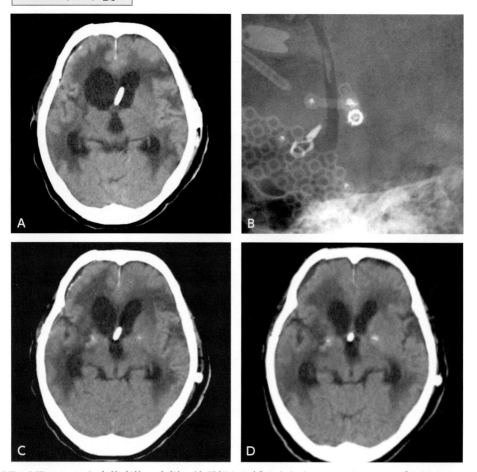

A：CT，VPシャント実施直後．左側の前頭部から挿入されたシャントチューブを認める．
B：頭部単純X写真．CODMAN® HAKIM® 圧可変式バルブシャントシステムを使用し，バルブ圧は 120mmH$_2$O に設定した．
C：CT，VPシャント実施4日後．Evans index 0.35 へ低下している．
D：CT，VPシャント実施16日後．Evans index 0.32 へさらに低下し，傾眠傾向の改善を認めた．

症例のまとめ

　脳底動脈瘤破裂によるくも膜下出血を発症し，開頭動脈瘤クリッピング術が実施された症例である．その後，遅発性脳血管攣縮を発症し，攣縮血管の支配領域に脳梗塞を認めた．遅発性脳血管攣縮は，くも膜下出血発症後4～14日頃に発生する脳主幹動脈の攣縮である．さらに，続発性水頭症を発症し，脳室腹腔短絡術が実施された．

遅発性脳血管攣縮は，別項（☞ p.19）で解説があります．

くも膜下出血 3

脳底動脈瘤破裂
コイル塞栓例・遅発性脳血管攣縮・続発性水頭症の発症

年齢性別：40代，男性．

主　訴：めまい，嘔気，意識障害．
既往歴：特記すべき事項なし．
現病歴：7日前，突然，激しい頭痛が出現し近医を受診，内服処方を受けて自宅で静養していた．その後，連絡が取れないため知人が訪問し，不隠状態の患者を発見し搬入となる．
現　症：意識レベル GCS 13(E3 V4 M6)，MMT 左上肢 4/5，左下肢 4/5．

搬入時（第7日病日）

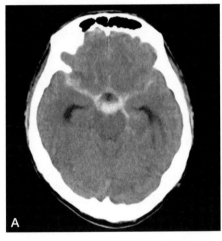 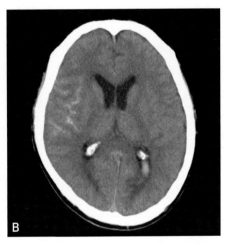

A：CT，脳底槽レベル．橋前槽に厚い血腫を両側の Sylvius 谷に，くも膜下出血を認める．側脳室下角は拡大し，軽度の水頭症を疑う．
B：CT，大脳基底核レベル．右側の Sylvius 裂に，くも膜下出血を認める．左側の側脳室三角部に脳室内血腫を認める．

14　I　脳血管障害

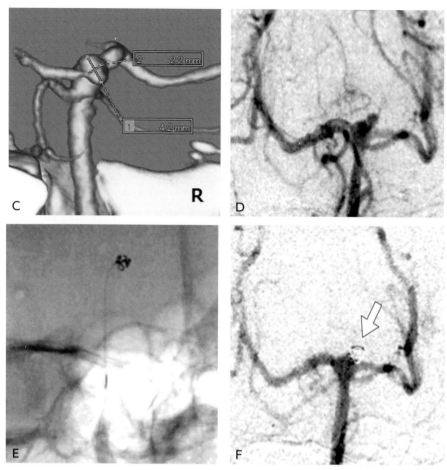

C：3D-CTA，VR 像．脳底動脈先端から，左側の後大脳動脈起始部にまたがる，ドーム長径 4.2 mm の嚢状動脈瘤を認める．
D：DSA，右椎骨動脈造影．脳底動脈先端から左側へ突出する動脈瘤を認める．
E：DA，動脈瘤コイル塞栓中．
F：DSA 右椎骨動脈造影，コイル塞栓後．動脈瘤内はコイルが充填されている（矢印）．造影剤の流入，瘤内血流を認めない．

経過

　7日前，激しい頭痛が生じ，この時点で発症したと考えられる，脳動脈瘤破裂による，くも膜下出血である．搬入時，軽度の水頭症を伴っている．後方循環の動脈瘤であり，コイル塞栓術が実施された．

　第10病日に，意識レベルⅡ-10/JCS へ低下，さらに第11病日には，意識レベルⅡ-30/JCS へ低下し，左上下肢麻痺の増悪を認めた．

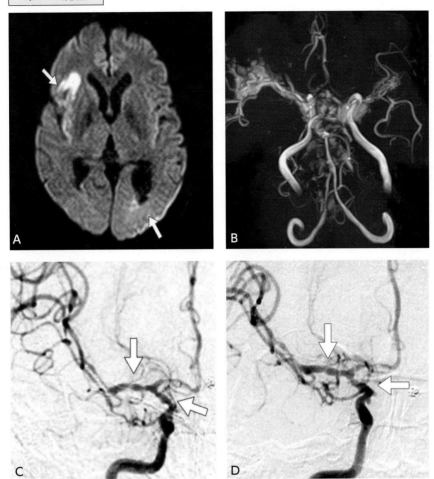

第 11 病日

A：MRI DWI．右側の前頭葉，島皮質，左側の頭頂葉，後頭葉に高信号の虚血病変を認める（矢印）．
B：MRA．くも膜下出血の影響で評価が難しいが，両側の中大脳動脈水平部に，狭窄を疑う．
C：DSA 右内頸動脈造影．右側の内頸動脈先端，中大脳動脈水平部に，数珠状の狭窄を認める（矢印）．遅発性脳血管攣縮の所見と考えられた．
D：DSA 右内頸動脈造影．バルーンカテーテルによる経皮的血管形成術後，狭窄の改善を認める（矢印）．

第31病日

意識レベルはⅡ-10/JCSへ低下.

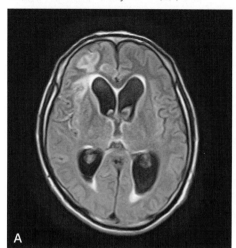
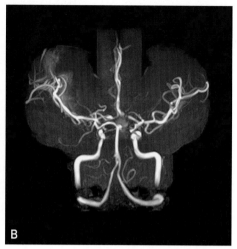

A：MRI FLAIR. 脳室は Evans index 0.39 へ拡大している. 脳室周囲高信号が目立つ. 続発性水頭症の発症と考えられた.

B：MRA. くも膜下出血の消退により血管の同定が容易になっている. 第11病日に認めた中大脳動脈狭窄は認めない. なお, 遅発性脳血管攣縮の診断は, 血管造影によらなければならないとされています.

遅発性脳血管攣縮は, 別項 (☞ p.19) で解説があります.

第40病日

脳室腹腔短絡術（Ventriculoperitoneal; VP シャント）が実施された.

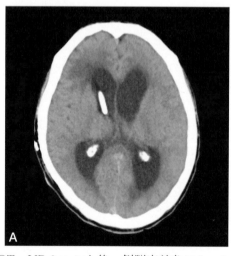
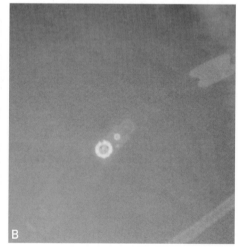

A：CT, VP シャント後. 側脳室前角にシャントチューブを認める.

B：頭部単純X線写真. CODMAN® HAKIM® 圧可変式バルブシャントシステムを使用し, シャントバルブ圧は 160mmH$_2$O に設定した.

第48病日

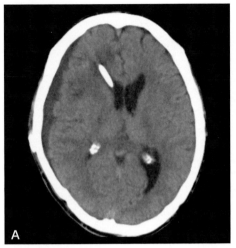
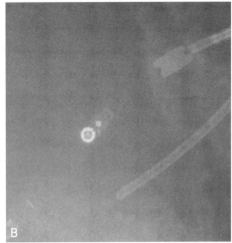

A：CT．脳室拡大は Evans index 0.25 へ改善を認めるが，右側の前頭部に硬膜下血腫の出現を認める．シャントバルブの圧設定は，脳脊髄圧の正常範囲（70～180 mmH$_2$O）であるが，脳圧の高い状態から急激に髄液流出が起こり，サイホン現象による硬膜下血腫を生じると考えられる．

B：頭部単純X線写真．シャントバルブ圧を 200 mmH$_2$O へ上げる設定をした．

第75病日

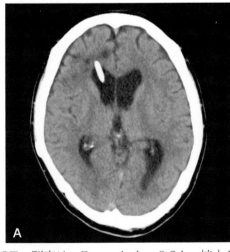
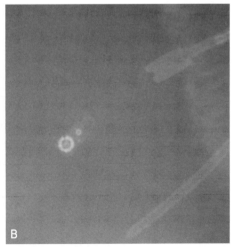

A：CT．脳室は，Evans index 0.34 へ拡大しているが，硬膜下血腫は消失している．

B：頭部単純X線写真．シャントバルブ圧 160 mmH$_2$O へ下げる設定をした．

臨床経過良好につき，107 病日にシャントバルブ圧 110 mmH$_2$O へ下げる設定をした．

18　I　脳血管障害

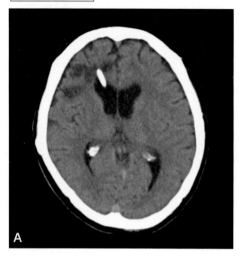
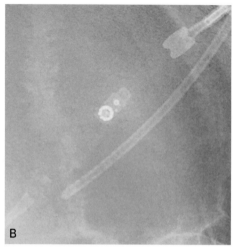

6ヵ月後

A：CT．脳室は Evans index 0.30 へ改善している．硬膜下血腫の再発は認めない．
B：頭部単純X線写真．シャントシステムの圧設定は110mmH$_2$Oを維持圧とした．

症例のまとめ

　搬入7日前に突然の激しい頭痛を生じ，その時点で発症したと考えられる，脳底動脈瘤破裂による，くも膜下出血症例である．後方循環の動脈瘤であり，コイル塞栓術が実施された．その後，遅発性脳血管攣縮，続発性水頭症を発症した．いずれも，くも膜下出血後に発生する合併症である．水頭症は，続発性の正常圧水頭症と考えられるが，髄液圧の計測が行われていないことから続発性水頭症と記載した．

サイホン現象は，別項（☞ p.205）で解説があります．
シャントシステムは，特発性正常圧水頭症の項（☞ p.201）で解説があります．

参考文献
1) 石川達哉：総説 くも膜下出血治療の現状と今後の治療戦略．脳卒中の外科 36:259-264, 2008.
2) 森　惟明：わが国における正常圧水頭症研究の流れ－班研究を中心に－．医療 60:495-498, 2006.

遅発性脳血管攣縮 1　carotidfork 発症例

年齢性別：40代，男性．
既往歴：左側の内頸動脈，後交通動脈分岐部の脳動脈瘤クリッピング術を実施されている．
現病歴：突然の頭痛，意識低下で搬入となる．
現　症：意識レベル GCS 12(E3 V4 M5)．起立困難を認める．そのほか皮質症状なし．

搬入時

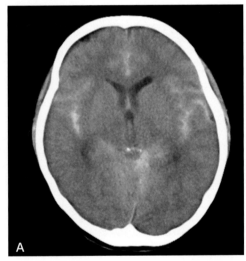 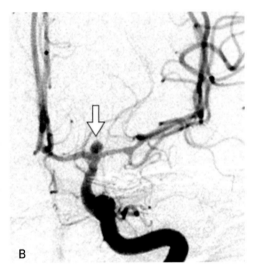

A：CT．両側の Sylvius 裂，大脳半球間裂，小脳テント上などに，びまん性のくも膜下出血を認める．
B：DSA 左内頸動脈造影．左側の carotidfork に，上方へ突出する囊状動脈瘤を認める（矢印）．

経過

　血管造影検査中，心停止となり蘇生を実施．意識レベルは GCS 7(E1 V2 M4) へ低下した．待機的に手術を予定していたが，第8病日，右側の片麻痺が出現した．

20　I　脳血管障害

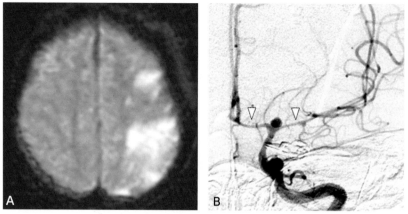

A：MRI DWI．左側の前頭葉，頭頂葉に高信号を認める．
B：DSA 左内頸動脈造影．左側の carotidfork の狭小化を認める（矢頭）．
　　遅発性脳血管攣縮と考えられた．

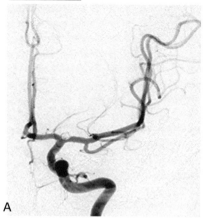 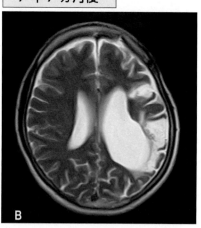

A：DSA 左内頸動脈造影．動脈瘤に対しコイル塞栓術を実施．第8病日に認めた
　　血管攣縮は改善している．
B：MRI T2WI．脳内の変化は，左側の中大脳動脈の皮質枝梗塞と同様の所見を
　　呈し，梗塞部の脳萎縮と，脳萎縮を反映した側脳室三角部の拡大を呈している．

遅発性脳血管攣縮

　くも膜下出血発症後，4〜14日頃に発生ピークがある，脳主幹動脈の攣縮である．くも膜下出血の予後不良因子として，再出血とともに重要な病態である．診断は，脳血管造影によって行われるほか，経頭蓋的ドプラー検査も有用とされている．
　治療として，循環血液量増加（hypervolemia），血液希釈（hemodilution），人為的高血圧（hypertension）が有効とされ，それぞれの頭文字をとって，トリプル H 療法と呼ばれている．
　薬物療法として，塩酸ファスジルやオザグレルナトリウムの投与，またバルーンカテーテルによる経皮的血管形成術などが行われる．

経皮的血管形成術は，くも膜下出血 3 の項（☞ p.13）に実施例があります．

遅発性脳血管攣縮 2 皮質枝発症例

年齢性別：60代，男性．

既往歴：不詳．

現病歴：路上に倒れているところを発見され，近くの病院に搬送される．頭部CTで，くも膜下出血を認め，転院，搬入となる．

現　症：意識レベル GCS 10(E2 V3 M5)．

搬入時

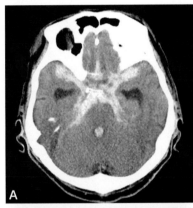

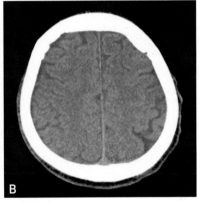

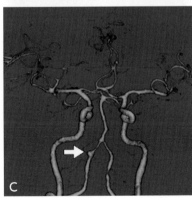

A：CT 脳底槽レベル．脳底槽，橋前槽，右側の小脳橋角槽に多くのくも膜下出血を認める．

B：CT 頭頂レベル．脳実質には異常を認めない．

C：3D-CTA．右側の椎骨動脈V4に，壁不整を伴う動脈瘤を認める（矢印）．くも膜下出血の原因となった破裂動脈瘤と考えられ，解離性動脈瘤の可能性も疑われた．

経過

動脈瘤のコイル塞栓術を実施．第9病日，意識レベルの低下を認めた．

22　I　脳血管障害

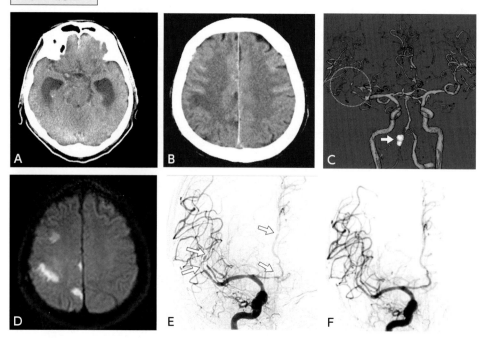

第9病日

A：CT 脳底槽レベル．くも膜下出血は，右側の小脳橋角槽にわずかに残存するほかは，高吸収の血腫としては認めない．両側の側脳室下角の拡大を認め，続発性の水頭症を疑う所見を呈している．

B：CT 頭頂レベル．右側の脳実質に低吸収域を認める．

C：3D-CTA VR像．右側の中大脳動脈 insular portion の描出が不良となっている（○印）．右側の椎骨動脈瘤は，コイル塞栓術が実施されている（矢印）．

D：MRI DWI．CTで低吸収域の部分は，急性ないし亜急性期の梗塞を疑う高信号を呈している．

E：DSA 右内頸動脈造影．右側の中大脳動脈，前大脳動脈皮質枝の狭窄を認める（矢印）．遅発性脳血管攣縮により，右側の皮質枝梗塞を発症したと考えられた．血管造影に続いて，塩酸ファスジル（エリル®）30 mgを動注した．

F：DSA 右内頸動脈造影，塩酸ファスジル動注60分後．右側の中大脳動脈，前大脳動脈の狭窄の改善を認める．

症例のまとめ

　脳底動脈瘤破裂による，くも膜下出血に対し，動脈瘤コイル塞栓術が実施された症例である．術後，右側の脳動脈に遅発性脳血管攣縮を発症，塩酸ファスジル動注を実施し，攣縮の改善が得られたが，右大脳の一部は脳梗塞に陥っている．

参考文献
日本脳卒中学会脳卒中ガイドライン委員会編：脳卒中治療ガイドライン2015．協和企画，2015．

コイルコンパクション 1　コイル再充填実施例

年齢性別：60代，男性．

既往歴：胃潰瘍で内服治療中．
現病歴：脳梗塞疑いで撮影されたMRI，MRAで未破裂動脈瘤が発見される．
現　症：神経学的異常を認めない．

初診時

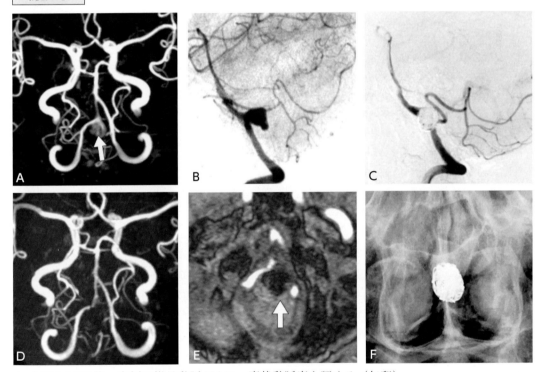

A：MRA MIP像．右側の椎骨動脈V4に，囊状動脈瘤を認める（矢印）．
B：DSA右椎骨動脈造影，側面像．動脈瘤は後下小脳動脈分岐の遠位に存在し，動脈瘤の直径に対してネック径は細く，aspect比3の動脈瘤である．
C：DSA右椎骨動脈造影，側面像　コイル充填後．動脈瘤内の造影を認めない．
D：MRA MIP像，コイル充填後．
E：MRA元画像，コイル充填後．コイル塞栓された動脈瘤内の血流は消失している（矢印）．
F：頭部単純X線写真．コイルは密に充填されている．

6ヵ月後

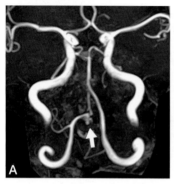 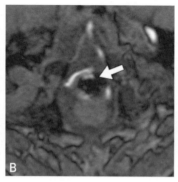 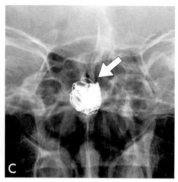

A：MRA MIP像．動脈瘤上部が描出されている（矢印）．
B：MRA元画像．動脈瘤内に血流信号が出現している（矢印）．
C：頭部単純X線写真．コイル上部に，隙間が発生している（矢印）．

9ヵ月後

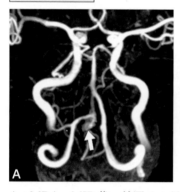 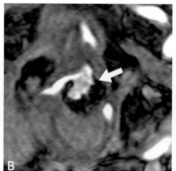 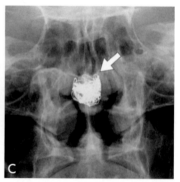

A：MRA，MIP像．前回6ヵ月後MRAと比較して，描出される動脈瘤は増大している（矢印）．
B：MRA元画像．動脈瘤内に出現した血流は増大している（矢印）．
C：頭部単純X線写真．充填したコイルが凹状に変形し，押し込まれたような形態を呈している（矢印）．

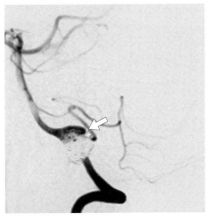

DSA 右椎骨動脈造影，側面像．動脈瘤の母動脈側で血流を認める（矢印）．

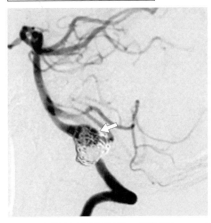

DSA 右椎骨動脈造影，側面像．コイルの隙間は，さらに隙間が広がっている（矢印）．

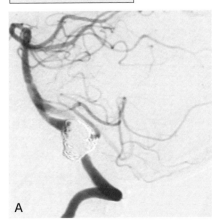
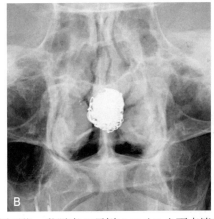

A：DSA 右椎骨動脈造影，コイル再充填後，側面像．動脈瘤の頭側にコイルを再充填した．造影剤の流入，血流は認めなくなっている．
B：頭部単純X線写真．動脈瘤の頭側に，コイルが充填されている．

コイルコンパクション (coil compaction)

　動脈瘤のコイル塞栓術後に発生する変化で，母動脈の血流により，コイルが圧縮されて小さくなる現象である．コイル治療された動脈瘤の約20％に発生するとする報告がある．コイルコンパクションにより瘤内に血流が再開すると，再出血の危険度が高くなる．コイルの充填を密に行い，体積塞栓率を上げることが発生予防に有用とされている．コイルコンパクションが発生した場合には，再度の塞栓やクリッピングが行われる．

コイルコンパクション 2

年齢性別：70代，男性．
既往歴：特記すべき事項なし．
現病歴：脳ドックで，椎骨動脈の未破裂脈瘤を指摘され，治療目的で来院となる．
現　症：神経学的異常を認めない．

初診時（入院時）

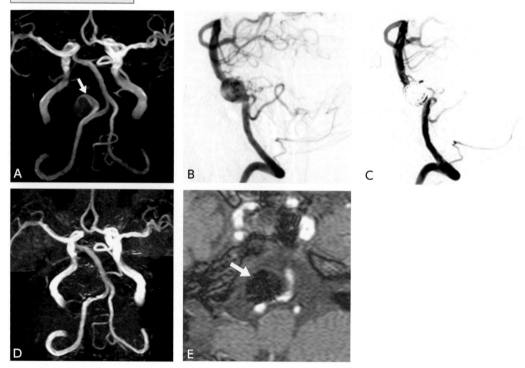

A：MRA MIP像．右椎骨動脈V4に長径18mmの囊状動脈瘤を認める．MRAでは瘤に流入するjetがとらえられている（矢印）．
B：DSA，右椎骨動脈造影．動脈瘤は右側の後下小脳動脈分岐部の遠位に存在している．
C：DSA，右椎骨動脈造影 コイル充填後．GDCTMコイルにより塞栓術を実施，動脈瘤は閉塞されている．母動脈は描出．
D：MRA MIP像，コイル充填後．動脈瘤の描出は認めない．
E：MRA 元画像，コイル充填後．塞栓された瘤が低信号に描出され（矢印），瘤内に血流信号を認めない．

7年5ヵ月後

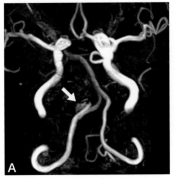
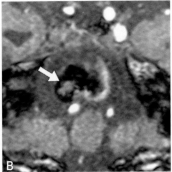
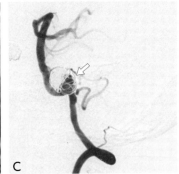

A：MRA MIP 像．動脈瘤の椎骨動脈側の描出を認める（矢印）．
B：MRA 元画像．塞栓されていた動脈瘤内に血流信号の出現を認める（矢印）．
C：DSA 右椎骨動脈造影．動脈瘤のネック側でコイルの隙間が出現している（矢印）．コイルは半月状に押しこまれた形態を呈している．動脈瘤の最大径に著変を認めない．

参考文献
1) Owen CM, Montemurro N, Lawton MT: Microsurgical management of residual and recurrent aneurysms after coiling and clipping: an experience with 97 patients. Neurosurgery 62:92-102, 2015.
2) 豊田真吾, 藤田祐也, 菅野皓文, 他：コイル塞栓術後再発瘤に対するクリッピング術. 脳卒中の外科 431-438, 2016.

脳動脈瘤増大 1 — 未破裂動脈瘤の増大例

年齢性別：70代，女性．

既往歴：高血圧症，ラクナ梗塞の診断で，内服治療を行っていた．

現病歴：1年毎に頭部MRI，MRA撮影を行っていたところ，右内頸動脈〜後交通動脈分岐部に動脈瘤が出現した．

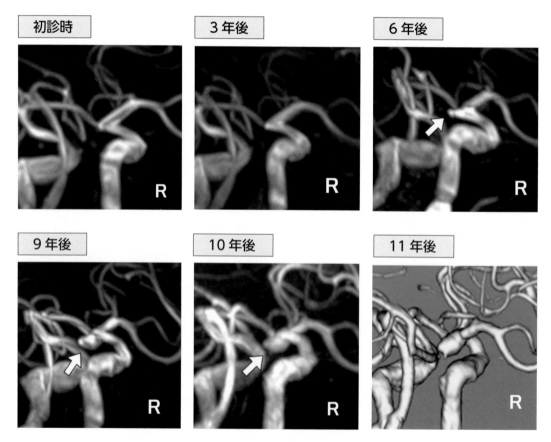

MRA MIP像．右内頸動脈〜後交通動脈分岐部に動脈瘤が出現し増大している（矢印）．

11年後はMRA VR像．動脈瘤は長径4.1 mm，dome neck aspect比2の形態を呈する．

未破裂脳動脈瘤

　脳ドックや診療の経過中，偶然に未破裂の動脈瘤が見つかることがある．脳動脈瘤は破裂により，くも膜下出血をきたし重篤な病態に陥ることから，その扱い，治療は重要である．

　近時，MRA や 3D-CTA などの進歩で，未破裂脳動脈瘤は非侵襲的に診断可能となったが，小さな動脈瘤や部位によっては正診率が低く，血管造影での評価が必要である．未破裂脳動脈瘤が発見された場合の対応を表に示す．

表　未破裂脳動脈瘤の対応

(1) 未破裂膿動脈瘤は 30 歳以上の成人に比較的高頻度（3％強）に発見される．
　　特に高血圧患者，喫煙者，脳卒中の家族歴を有する患者では注意を要する．

(2) 非侵襲的診断法（MRA や 3D-CTA）による正診率は 90％弱である．
　　特に小型の瘤，前交通動脈，内頸動脈－後交通動脈部では正診率は低い傾向にある．
　　治療計画する場合には，カテーテル法の脳血管撮影を追加するなど慎重な画像評価を要する．

(3) 未破裂脳動脈瘤診断により患者がうつ症状・不安を来たすことがあるため，インフォームドコンセントに際してはこの点への配慮が重要である．うつ症状や不安が強度の場合はカウンセリング推奨する．

(4) 患者および医師のリスクコミュニケーションがうまく構築できない場合は，他医師または他施設によるセカンドオピニオンが推奨される．

(5) 未破裂脳動脈瘤の自然歴（破裂リスク）から考察すれば，下記の特徴を有する病変はより破裂の危険性の高い群に属し，治療等を含めた慎重な検討をすることが推奨される．
　　①大きさ 5 〜 7mm 以上の未破裂脳動脈瘤
　　②上記未満であっても，
　　　a. 症候性の脳動脈瘤
　　　b. 前交通動脈，内頸動脈－後交通動脈部などの部位に存在する脳動脈瘤
　　　c. Aspect (dome/neck) 比が大きい・size 比（母血管に対する動脈瘤サイズの比）の大きい瘤，不整形・ブレブを有するなどの形態的特徴をもつ脳動脈瘤

(6) 開頭手術や血管内治療などの外科的治療を行わず経過観察する場合は，喫煙・多量の飲酒を避け，高血圧を治療する．
　　経過観察する場合は半年から 1 年毎の画像による経過観察を行うことが推奨される．

(7) 脳動脈瘤の破裂は発見から比較的早期に高いことが示されている．大型や多発瘤は増大することも多く，経過観察する場合には，早期に経過観察を一度行うことが推奨される．

(8) 経過観察にて瘤の増大や変形，症状の変化が明らかとなった場合，治療に関して再度評価を行うことが推奨される．

(9) 未破裂脳動脈瘤を有する患者はもともとさまざまな心血管リスクを有しており，死因もくも膜下出血よりも他疾患によるものが多い．まず全身の健康を保つことが重要である．

（日本脳ドック学会脳ドックの新ガイドライン作成委員会編. 脳ドックのガイドライン 2014. 響文社，2014. より引用）

脳動脈瘤増大 2　クリッピング後の増大例

年齢性別：60代，女性．
主　訴：頭痛．
現　症：意識レベル 0/JCS，神経学的な異常は認めず独歩で来院となる．

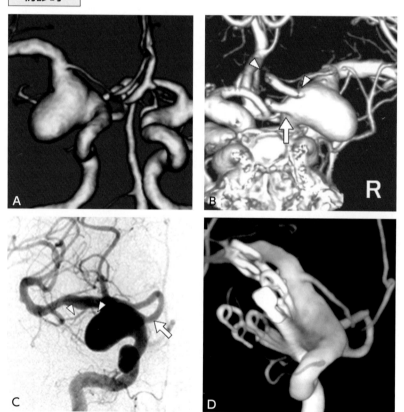

A：MRA VR 像，前方から．右側の内頸動脈 supraclinoid portion に 7 cm 径の動脈瘤を認める．
B：3D-CTA，VR 像，後方から．動脈瘤内から後交通動脈の分岐を認める（矢印）．動脈瘤全体を描出するために，後大脳動脈をカットしている（矢頭）．
C：DSA 右内頸動脈造影，斜位像．動脈瘤内から右前脈絡叢動脈（矢頭）が分岐している．右後交通動脈（矢印）は，動脈瘤内の母動脈側から分岐している．
D：DSA VR 像，クリッピング後．動脈瘤の頭側は，右前脈絡叢動脈を温存しつつ，動脈瘤の尾側ではネックが残らないように，4本のクリップをかけた．

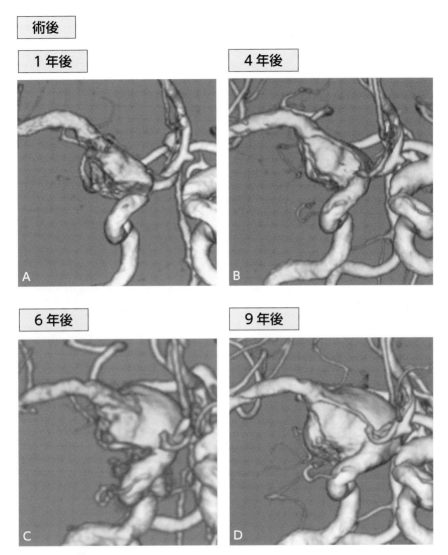

3D-CTA，VR 像．
A：右内頸動脈の形態に変化を認めない．
B：母動脈の近位側が，やや拡張している．
C：母動脈は，さらに拡張している．
D：右側の内頸動脈 supraclinoid portion は全体が 9 cm 径に拡大している．

脳卒中治療ガイドライン 2015 では「開頭クリッピングの術後においても，長期間経過を追うことが推奨される」とされている．

脳動脈瘤増大 3　　解離性動脈瘤の増大例

年齢性別：60代，男性．
主　訴：右手の一過性の脱力．
既往歴：一過性脳虚血発作で入院歴．近医で抗血小板剤，降圧薬の内服治療を受けていた．
現病歴：右上肢の脱力を発症．すぐに改善したが心配となり受診する．
現　症：神経学的な異常を認めない．

初診時

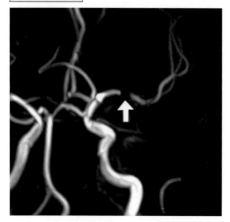

MRA MIP像．左側の中大脳動脈水平部で連続が途切れ，同部で高度狭窄を呈していると考えられた（矢印）．

2年後

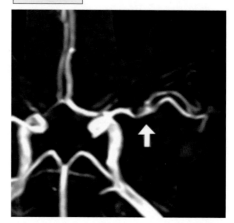

MRA MIP像．左中大脳動脈の途絶部は，狭窄を残すも描出が改善している．その遠位に，紡錘状ともとれる，なだらかな拡張が出現している．

3年5ヵ月後

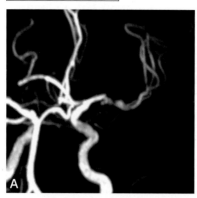
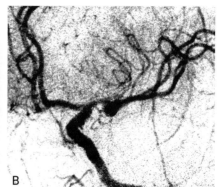

A：MRA MIP像．嚢状の動脈瘤の出現を認める．
B：DSA左内頸動脈造影，斜位像．左中大脳動脈は水平部の中央で狭窄し，その末梢に長径8mm大の嚢状動脈瘤を認める．いわゆるpearl & string signと考えられる．

4年9ヵ月後

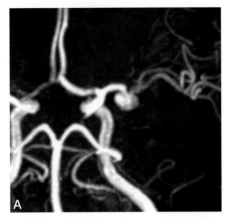
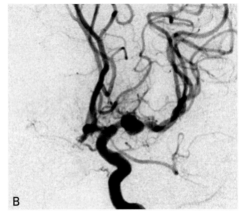

A：MRA MIP 像．動脈瘤はさらに増大している．
B：DSA 左内頸動脈造影，斜位像．動脈瘤の長径は 11 mm に増大している．

症例のまとめ

　左側の中大脳動脈狭窄を認め，微小塞栓遊離や血行力学的な原因による一過性脳虚血発作が疑われたが，経過中，狭窄部に動脈瘤の出現を認め，最終的に解離性動脈瘤と診断された症例である．非外傷性の解離性動脈瘤は，本邦では椎骨動脈に多く見られるが，中大脳動脈でも報告が散見される．画像所見は急性期には短時間のうちに形態が変化しやすいことから，繰り返し行うことが求められている．

参考文献
1) 日本脳ドック学会脳ドックの新ガイドライン作成委員会編：脳ドックのガイドライン2014．響文社，2014．
2) 日本脳卒中学会脳卒中ガイドライン委員会編集：脳卒中治療ガイドライン2015．協和企画，2015．

脳動脈瘤増大 4　　未破裂動脈瘤の増大例

年齢性別：60代，男性．

既往歴：高血圧症，ラクナ梗塞の診断で，内服治療を行っていた．

現病歴：1年毎に頭部MRI，MRA撮影を行っていた．

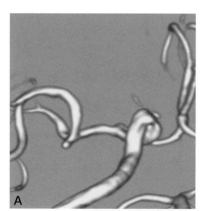
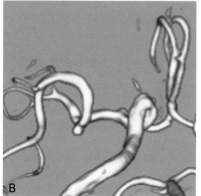
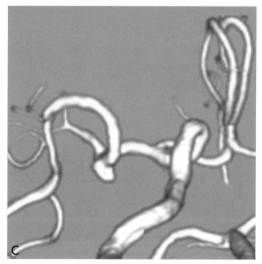

MRA VR像

A：初診時．右側の中大脳動脈分岐部に，長径2mm未満の小さな膨らみを認める．
B：3年後．わずかな増大を呈している．
C：5年5ヵ月後．Dome 4.9mm，Neck 3.5mmの嚢状動脈瘤を呈している．

脳出血　MRIの信号変化 1

皮質下出血　全経過

年齢性別：70代，男性．
主　訴：ろれつ不良，失語．
既往歴：腰椎圧迫骨折の既往があるが，独歩可能であった．
現病歴：突然，言葉がしゃべれなくなり，家族が救急車を要請．近医へ搬入され，脳出血の診断にて当院へ転院となる．
現　症：収縮期血圧150mmHg台，意識レベルⅠ-3/JCS．脳神経症状なし，四肢は両側上下肢麻痺なく，感覚障害を認めない．運動性失語を認める．

搬入時（発症2時間後）

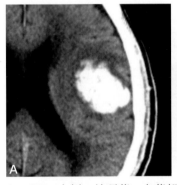
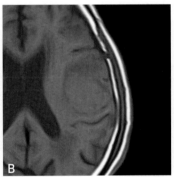
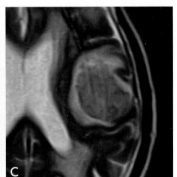

A：CT．左側の前頭葉，弁蓋部に高吸収域の血腫を認める．周囲には淡い低吸収域を伴う．
B：MRI T1WI．血腫は，脳白質と同程度の信号を呈している．
C：MRI T2WI．血腫は，脳白質より淡く高信号を呈している．

発症数時間後の血腫であり，オキシヘモグロビン期の血腫像を呈している．
出血は，左側（優位半球）のarea 44, 45の近傍にあり，運動性の失語を呈したと考えられる．

36　I　脳血管障害

第4病日

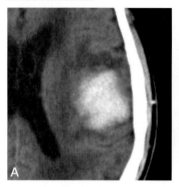 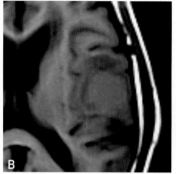 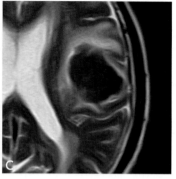

A：CT．血腫の高吸収は淡く消退傾向を示し，周囲に低吸収の浮腫が広がっている．
B：MRI T1WI．血腫は，搬入時より低信号，灰白質と同程度の信号を呈している．
C：MRI T2WI．血腫は，強い低信号を呈している．

発症数時間〜数日の，デオキシヘモグロビン期の血腫のMRI信号を呈している．

亜急性期のT1WI信号変化

第6病日　　　　　　　　　第10病日

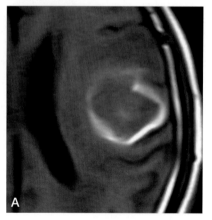 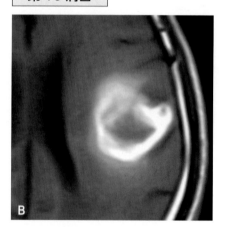

A：MRI T1WI，第6病日．血腫は低信号となり，辺縁部に高信号が出現している．
B：MRI T1WI，第10病日．血腫辺縁の高信号は，さらに厚くなっている．

メトヘモグロビン（赤血球細胞内）期の信号を呈している．

第49病日

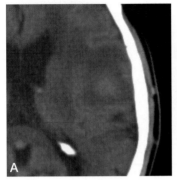
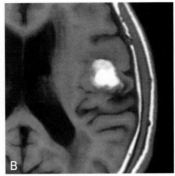
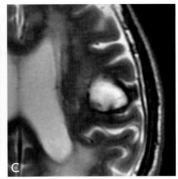

A：CT．血腫は不明瞭化している．
B：MRI T1WI．血腫の大きさが縮小し，中心部分が高信号を呈している．
C：MRI T2WI．血腫の中心は高信号で，辺縁部に低信号のrimが出現している．脳の腫脹が軽減し，近傍の脳溝が描出されている．

メトヘモグロビン（赤血球細胞外）期の信号を呈している．
T2WIでは辺縁部に低信号を認め，ヘモジデリン化が進みつつあると考えられる．

9ヵ月後

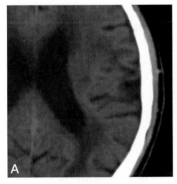
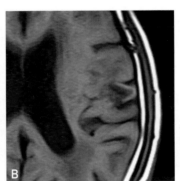
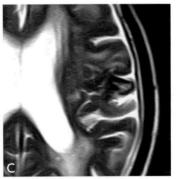

A：CT．血腫は消失し，CTのみでは出血の既往を診断することは難しい．
B：MRI T1WI．血腫を認めた部位は，低信号を呈する．
C：MRI T2WI．ヘモジデリン沈着を反映した低信号の縁取りを認める．

萎縮を反映し，近傍の脳溝開大を認める．

38　I　脳血管障害

脳出血のMRI

　脳出血のMRIは，血腫の化学的な変化によって信号が大きく変化する（表）．
出血直後の数時間までの超急性期は，赤血球細胞内のオキシヘモグロビンである．これは反磁
性体であり，信号にはほとんど影響を与えないが，水分を含有することから，T1WIでやや
低信号，T2WIで，やや高信号となる．
　数時間後，デオキシヘモグロビンに変化し，磁化率効果によりT2WIで低信号となる．
数日後，血腫は辺縁部から酸化され，メトヘモグロビンへと変化する．T1WIでは辺縁部か
ら高信号を呈する．
　その後，数日～数週間にかけて，血腫は中心部にかけて，メトヘモグロビンへの変化が進み，
T1WIで血腫全体が高信号を呈する．この時期には，赤血球の溶血が進み，T2WIでは高信
号を呈する．また，この時期には血腫全体の大きさが縮小傾向を示す．
　数ヵ月後の慢性期には，マクロファージに浸食されたヘモジデリンが低信号を示す．病変が
容積を持つ場合には辺縁部に認められる．

表　脳出血MRIの経時的変化

時　期	化学的性状	T1強調像	T2強調像
数時間以内	オキシヘモグロビン	灰白質・白質と比べて等～やや低信号	灰白質・白質と比べて等～やや高信号
数時間～数日	デオキシヘモグロビン	等～やや低信号	低信号
数日～1週間頃	メトヘモグロビン（赤血球細胞内）	辺縁から高信号	低信号
数週間	メトヘモグロビン（赤血球細胞外）	中心まで高信号　この時期 血腫は縮小傾向を示す	高信号
1～2ヵ月以降	ヘモジデリン	低信号　辺縁部がヘモジデリン沈着を反映し低信号を呈する	低信号

脳出血　MRIの信号変化 2

皮質下出血　急性期から慢性期の変化
オキシヘモグロビン 〜 メトヘモグロビン（赤血球細胞内）〜メトヘモグロビン（赤血球細胞外）

年齢性別：70代，男性．
主　訴：ふらつき．
既往歴：高血圧にて内服治療中．
現病歴：突然，ふらつきが出現した．独歩にて来院となる．
現　症：意識レベル GCS 15．脳神経症状なし，麻痺なし．半側空間無視，注意障害を認める．

来院時　第1病日

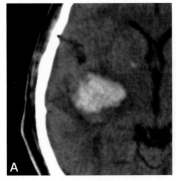 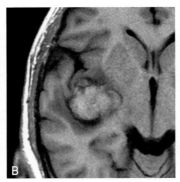 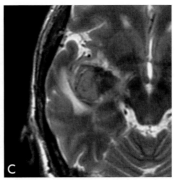

A：CT．右側の島皮質下に，高吸収域の血腫を認める．周囲に淡く低吸収域を伴っている．
B：MRI T1WI．病変は脳実質白質と同程度の信号強度である．
C：MRI T2WI．血腫の外側は淡い高信号を呈している．血腫の内側は低信号を呈している．

オキシヘモグロビン期の信号を呈しているが，内側はデオキシヘモグロビンになりつつあると考えられる．

第6病日

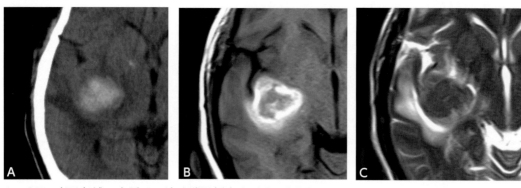

A：CT．高吸収域の血腫は，淡く消退傾向を示す．周囲にperifocal edemaと考える低吸収域を認める．
B：MRI T1WI．血腫の辺縁部が高信号を呈している．
C：MRI T2WI．血腫全体が低信号を呈している．

メトヘモグロビン（赤血球細胞内）の信号を呈している．

3ヵ月後

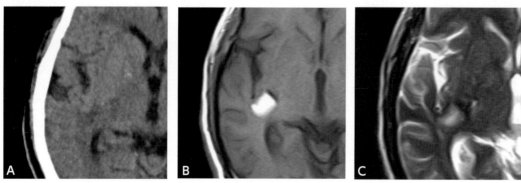

A：CT．血腫は消退し，病変部は淡く低吸収域を認める．
B：MRI T1WI．小さく高信号を認める．
C：MRI T2WI．周囲を低信号で覆われ，中心部分は高信号を呈している．

メトヘモグロビン（赤血球細胞外）期から，ヘモジデリン期にかけての，慢性期の血腫の信号を呈している．

脳出血　MRIの信号変化 3

被殻出血　亜急性期の変化
デオキシヘモグロビン～メトヘモグロビン（赤血球細胞外）

年齢性別：40代，男性．
主　訴：左片麻痺．
既往歴：高血圧を指摘されていたが未治療であった．
現病歴：米国のホテル滞在中，左片麻痺が出現，現地病院へ搬入され脳出血と診断される．日本へ帰国し治療継続のため入院となる．
現　症：意識レベル　清明 GCS 15，MMT 左上肢 4/5，左下肢 4/5．

第6病日

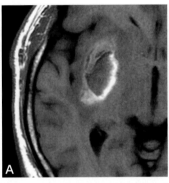 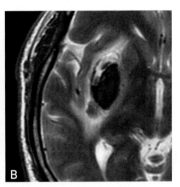

A：T1WI．左側の被殻は，デオキシヘモグロビンと考えられる低信号を呈する．内側の辺縁は，メトヘモグロビン化しつつあると考えられる高信号がとりまく．
B：T2WI．全体が低信号で，デオキシヘモグロビンの信号を呈している．

第26病日

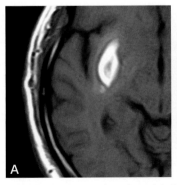 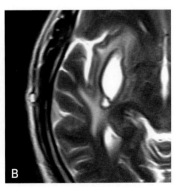

A：T1WI．血腫は縮小し，メトヘモグロビン（赤血球細胞外）の高信号を呈している．
B：T2WI．メトヘモグロビン（赤血球細胞外）の高信号を呈している．

42　I　脳血管障害

脳出血　MRI の信号変化 4

視床出血　亜急性期の変化
メトヘモグロビン（赤血球細胞内）〜メトヘモグロビン（赤血球細胞外）

年齢性別：70代，女性．
主　訴：右片麻痺，ろれつ不良．
既往歴：高血圧．
現病歴：食事の後，突然，右片麻痺と，ろれつ不良が出現する．救急車を要請し，搬入となる．
現　症：意識レベルⅡ-20/JCS，MMT 右上肢 1/5，右下肢 1/5．

第 7 病日

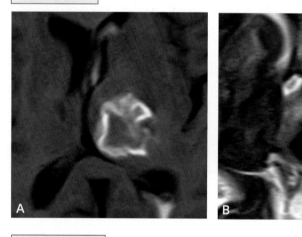

第 16 病日

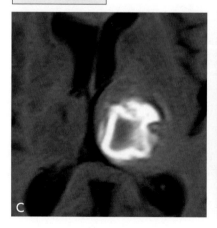
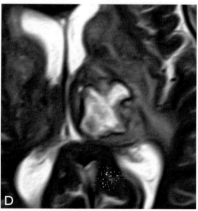

第 48 病日

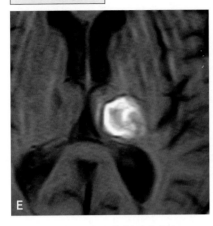 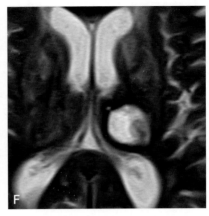

A：MRI T1WI．辺縁が淡く高信号を呈している．
B：MRI T2WI．血腫の中心は低信号，周囲は高信号を呈している．デオキシヘモグロビン
　　～メトヘモグロビン（赤血球細胞内）期の信号を呈している．
C：MRI T1WI．辺縁の高信号は中心へ向かって厚く明瞭になっている．
D：MRI T2WI．内部は溶血を反映して高信号を呈する．
E：MRI T1WI．血腫は縮小している．
F：MRI T2WI．中心は高信号，辺縁にヘモジデリンの低信号を伴う．

参考文献

1) Atlas SW, Thulborn KR: MR detection of hyperacute parenchymal hemorrhage of the brain. Am J Neuroradiol 19:1471-1477, 1998.
2) Gomori JM, Grossman RI, et al: Intracranial hematomas: imaging by high-field MR. Radiology 157:87-93, 1985.

脳出血のCT変化 1

年齢性別：50代，男性．
主　訴：左側の片麻痺．
既往歴：高血圧を指摘されていたが未治療であった．
現病歴：会議中，突然，左側の脱力を発症，救急車を要請され搬入となる．
現　症：意識レベル清明．MMT 左上肢 3/4，左下肢 4/5，構音障害を認める．

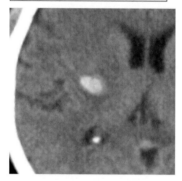

搬入時（麻痺出現1時間）

右側の被殻に高吸収域の出血を認める．病変は水平断面の計測で 16mm × 11mm × 6スライス（5mm厚）．辺縁を淡く低吸収域がとりまく．右側の内包後脚に接している．

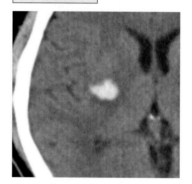

5時間後

出血の高吸収域の明瞭化を認める．

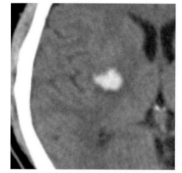

第2病日

病変に著変を認めない．

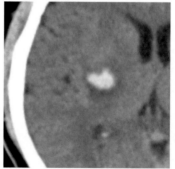

第3病日

周囲の低吸収域が目立っている．浮腫を反映した所見と考えられる．

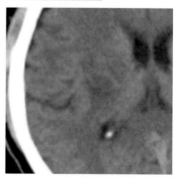

第17病日

出血は低吸収域化している．

第41日

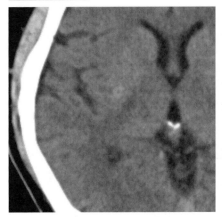
CT．ごく小さく病変が残存するが，このCTのみでは出血の既往を指摘することは難しい．

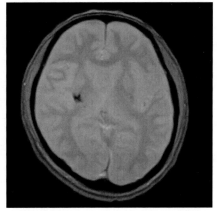
MRI T2*WI．ヘモジデリンを反映した低信号を認め，出血の既往を示している．

症例のまとめ

　突然の左片麻痺で発症した，右側の被殻出血である．血腫は，発症後数時間の経過を経て明瞭化し，17日後には低吸収域化，1ヵ月以上の経過では，わずかな瘢痕を残す状態となった．この時点では，もはやCTのみでは脳出血を指摘する事は難しい．病変が脳出血か脳梗塞かを鑑別するためには，MRI T2*WIやSWIなどでの確認が有用である．

高血圧性脳出血のCT

　好発部位は，被殻，視床，橋，小脳歯状核などである．血腫は発症時から高吸収域を呈するが，自験例のごとく数時間の経過を経て，明瞭な高吸収域を呈する．治療方針の決定に際して，画像診断の所見は重要である．高血圧性脳出血の手術適応を表に示す．血腫の高吸収域は，1週間程度経過すると消退がはじまり，2週間目以降には低吸収域化し，やがて不明瞭となるが，大きな被殻出血や血腫除去症例ではスリット状の瘢痕を残す．

46　I　脳血管障害

血腫辺縁の低吸収域

　前出の症例では、発症 1 時間ないし 5 時間の CT で，血腫周囲に淡く低吸収域を認める．

　この，発症早期に血腫周辺に認める低吸収域は，脳浮腫ではなく，血腫の血液と髄液の混ざりあった構造を見ていると考えられる．血腫除去を行う脳神経外科医の間では，血腫の周辺の血液成分様の貯留として知られている．発症 6 時間以上経過したのち，数日後をピークとして血腫周囲に出現する低吸収域は、浮腫を反映していると考えられる．

表　高血圧性脳出血の画像所見と手術適応

脳出血の部位に関係なく，血腫量 10mL 未満の小出血または神経学的所見が軽度な症例は手術を行わないように勧められる．

被殻出血：
神経学的所見が中等症，血腫量が 31mL 以上でかつ血腫による圧迫所見が高度な出血では手術の適応を考慮しても良い．

視床出血：
本症に血腫除去を勧めるだけの根拠はない．
血腫の脳室内穿破を伴う場合，脳室拡大の強いものには脳室ドレナージ術を考慮しても良い．

皮質下出血：
脳表からの深さが 1cm 以下のものでは特に手術の適応を考慮しても良い．

小脳出血：
最大径が 3cm 以上の小脳出血で神経学的症候が増悪している場合，または出血が脳幹を圧迫し脳室閉塞による水頭症をきたしている場合．

脳幹出血：
急性期の脳幹出血例に血腫除去を勧めるだけの根拠はない．
脳室内穿破が主体で脳室拡大の強いものは，脳室ドレナージ術を考慮．

成人の脳室内出血：
脳血管の異常による可能性が高く血管撮影などにて出血源を検索することが望ましい．
急性水頭症が疑われるものは脳室ドレナージを考慮．

(日本脳卒中学会脳卒中ガイドライン委員会編集：脳卒中治療ガイドライン 2015. 協和企画，2015. より抜粋)

脳出血の CT 変化 2

年齢性別：70代，男性．

主　訴：左側片麻痺．

既往歴：高血圧症．

現病歴：自宅にて歩行困難となり，救急車を要請し搬入となる．

現　症：意識レベル 清明．MMT 左上肢 4/5，左下肢 4/5，血圧 178/115mmHg．

搬入時（発症 2 時間）

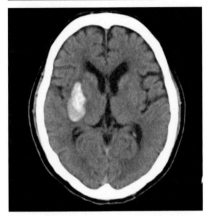

CT．右側の被殻に高吸収域の出血を認める．出血の高吸収域は不均一である．辺縁に淡く低吸収域を認める．

第 2 病日

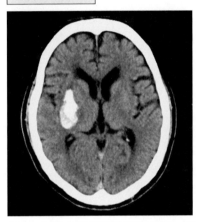

CT．血腫の高吸収域が明瞭化している．

第 7 病日

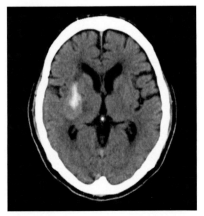

CT．血腫の辺縁部の吸収値が低下している．

55 日後

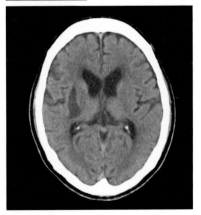

CT．病変は低吸収域となり，前後方向に細長い形態を呈している．

48　I　脳血管障害

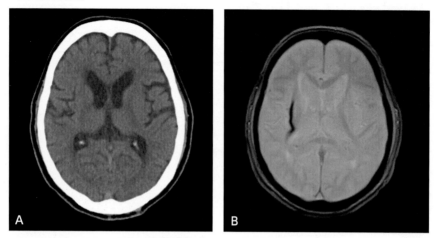

A：CT．右側の被殻に病変を認めない．
B：MRI T2*WI．右側の被殻に，スリット状の出血既往，ヘモジデリンを反映した低吸収域を認める．

症例のまとめ

　発症2時間後には不均一であった血腫は，時間経過を経て高吸収域が明瞭化，7日後のCTでは血腫は低吸収域化を示し，1ヵ月以降の経過では病変自体が縮小，慢性期には不明瞭となり，この時点では脳出血の既往の確認にはMRIが有用である．

参考文献
1) 日本脳卒中学会脳卒中ガイドライン委員会編集：脳卒中治療ガイドライン2015．協和企画，2015．
2) 永田淳二，片田和広，他：急性期脳血管障害の臨床的研究　第二報　高血圧性脳出血の術前術後の血腫周辺低吸収域の変遷．脳卒中 3:280-286, 1981．

2
虚血性脳卒中と関連疾患

虚血性脳卒中

　脳卒中の臨床型は，出血性脳卒中，虚血性脳卒中にわけられる．虚血性脳卒中は，穿通枝梗塞（ラクナ梗塞），塞栓症，アテローム血栓症，分枝粥腫症などにわけられる．病型分類としては，Trial of ORG 10172 in Acute Stroke Treatment (TOAST) 分類が広く用いられ，National institute of Neurological Disorders and Stroke (NINDS) から提唱されたCCD-Ⅲ分類も用いられる．TOAST分類は脳梗塞をLarge-artery atherosclerosis, Cardioembolism, Small-vessel occlusion, Other determined etiology, Undetermined etiology の5病型に分類している．近年，多くは塞栓性と考えられる原因不明の潜因性脳梗塞についてEmbolic Stroke of Undetermined Sources (ESUS) という概念が提唱されている．

　脳血管解剖を基本とした虚血性脳卒中の各病型を，図に示す．

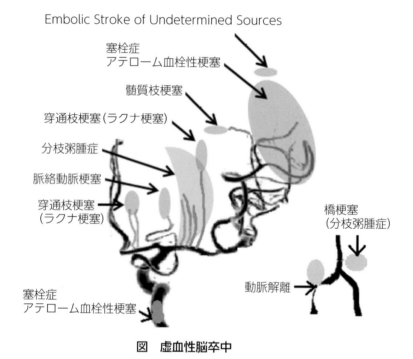

図　虚血性脳卒中

参考文献
1) 峰松一夫監修：脳卒中レジデントマニュアル第2版．中外医学社，2013．
2) 豊田一則，奥村　謙，橋本洋一郎，池田隆徳，小松　隆，平野照之，福田治久，松本万夫，矢坂正弘：潜因性脳梗塞と塞栓源不明脳塞栓症；わが国における臨床的意義と潜在性心房細動検出の重要性．脳卒中 38:77-85, 2016.
3) 小林祥泰編：脳卒中データバンク 2015．中山書店，2015．

脳梗塞 1

内頸動脈閉塞
血栓吸引術・開頭外減圧療法実施例

年齢性別：70代，男性．

主　訴：意識障害．

既往歴：60歳時に右側の脳梗塞を発症したが，ADLは自立していた．心房細動を指摘されていた．詳細な病歴，内服歴は不明．

現病歴：午前7時20分，居住中のアパート入口で転倒．目撃者が救急車を要請し，搬入となる．

現　症：意識レベルⅢ-100/JCS．心電図：持続性心房細動，MMT右上肢1/5，右下肢2/5．

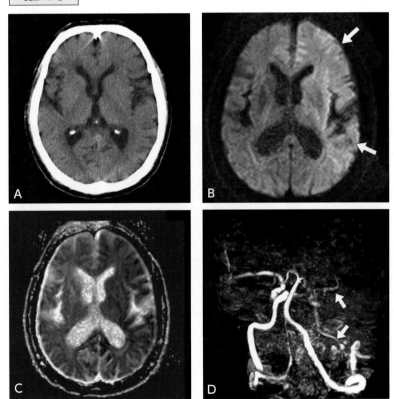

搬入時

A：CT，発症51分．左側の皮髄境界がやや不明瞭である．
B：MRI DWI，発症77分．左側の大脳基底核を含む，中大脳動脈皮質枝領域の全域，両側の前大脳動脈皮質枝領域に，淡く高信号を認める．
C：ADC map．DWIの高信号域は，低信号を呈している．
D：MRA，発症83分．左側の内頸動脈から，中大脳動脈の描出が不良（矢印），また遠位の描出を認めない．両側の前大脳動脈の描出も認めない．

発症90分の時点で，rt-PA静注を実施，続いて血管造影を実施した．

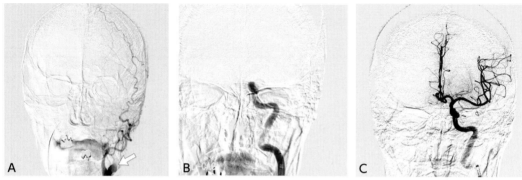

A：DSA左内頸動脈造影，発症2時間26分．左側の内頸動脈は，分岐直後で完全閉塞し（矢印），順行性の血流を認めない．内頸動脈閉塞により造影剤は外頸動脈へ流れている．
B：DSA左内頸動脈造影，発症3時間1分．血栓回収カテーテルPenumbra system®を用いた血栓回収実施，supraclinoidまで開通．
C：DSA左内頸動脈造影，発症3時間13分．両側の前大脳動脈，左中大脳動脈の再開通を認める．

第2病日

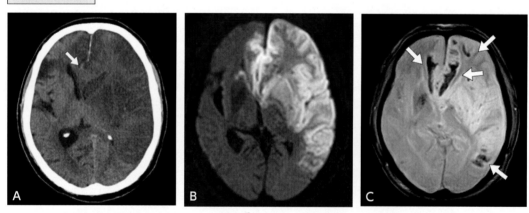

A：CT．左側の大脳基底核を含む，前頭葉，頭頂葉，側頭葉の左中大脳動脈動脈皮質枝領域と，両側の前大脳動脈皮質枝領域に梗塞を認める．左側の大脳は腫脹し，大脳鎌下ヘルニアを呈している（矢印）．
B：MRI DWI．CTの病変同様に左側の中大脳動脈全域，両側前大脳動脈領域に高信号を認める．
C：MRI T2*WI．梗塞内部に，デオキシヘモグロビン血腫を疑う低信号を認める（矢印）．再開通に伴う出血性梗塞を呈している．

その後，チェーンストーク様呼吸となり，発症の36時間後，開頭外減圧を実施．

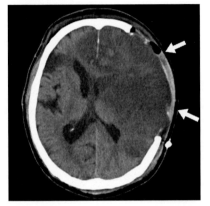

第4病日

CT：左側の開頭外減圧を実施．腫脹した脳が膨隆している（矢印）．大脳鎌下ヘルニアは，やや改善している．

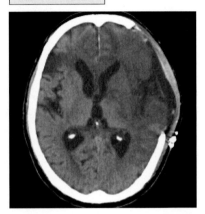

第14病日

CT：脳腫脹の軽減を認める．脳梗塞のlow density areaは，やや目立たなくなっている．亜急性期に梗塞が不明瞭となる，fogging effectを呈している．

Fogging effectは，別項（☞ p.73）で解説があります．

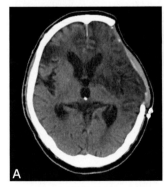
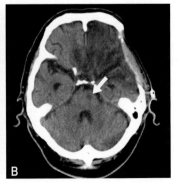

第28病日

A：CT 大脳基底核レベル．再び梗塞の低吸収域が明瞭化している．脳腫脹が軽減している．
B：CT 脳幹レベル．橋の腹側，左側に低吸収域，ワーラー変性を認める（矢印）．

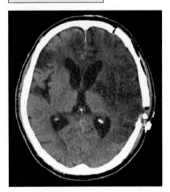

第30病日

CT：頭蓋骨をもどす頭蓋形成術が実施されている．

脳梗塞 2 — 内頸動脈閉塞 ステント型血栓回収デバイスによる治療例

年齢性別：60代，男性．

主　訴：意識障害，右上下肢麻痺．

既往歴：白内障．

現病歴：発症2日前，右上肢の一過性の脱力，しゃべりにくさを自覚し近医を受診，MRIを撮影されたが異常を認めなかった．当日の昼食時，突然の意識レベル低下，右上下肢麻痺が出現，救急車を要請し搬入となる．

現　症：意識レベルⅡ-20/JCS，MMT 右上肢 0/5，右下肢 0/5，心電図：持続性心房細動．

発症2日前（前医MRI）

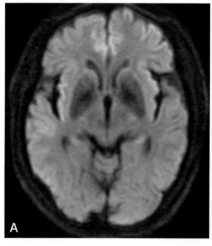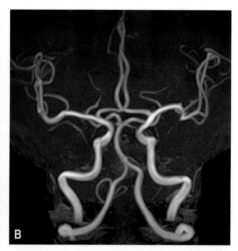

A：MRI DWI．異常を認めない（一過性脳虚血発作で認めることもある高信号を認めない）．
B：MRA MIP像．異常を認めない．

搬入時

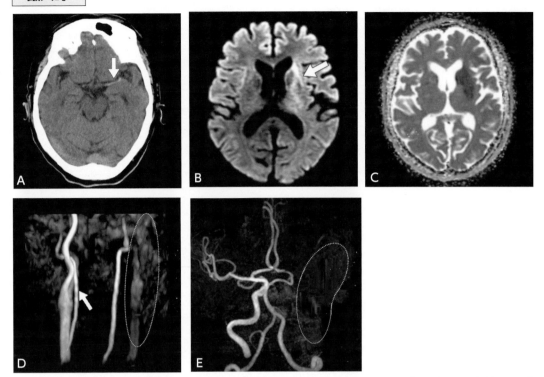

A：CT，発症42分．左側の中大脳動脈水平部に高吸収域を認め，同部に留まる血栓を反映した所見と考えられる．
B：MRI, DWI，発症56分．左側の尾状核頭に高信号を認める．
C：ADC map．左側の尾状核頭，被殻の低信号を認める．
D, E：MRA MIP像．左側の総頸動脈は淡く描出が不明瞭，左側の内頸動脈は，分岐直後で信号は途絶え，その末梢および左側の中大脳動脈，左側の前大脳動脈近位の描出を認めない（○印）．

rt-PA静注を実施，続いて血管造影を実施した．

搬入時　血管造影

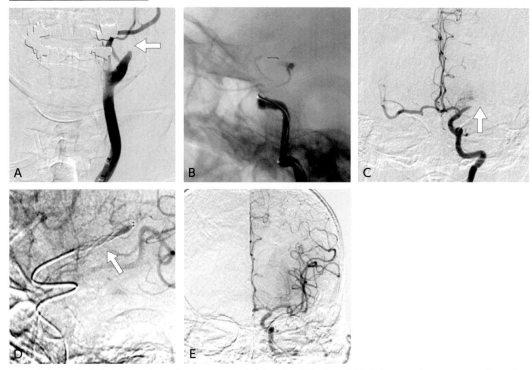

A：左総頸動脈造影，発症1時間38分．左側の内頸動脈は分岐直後で閉塞している（矢印）．
B：左内頸動脈造影．ステント型血栓回収デバイスを用いて，内頸動脈の血栓回収中．
C：左内頸動脈造影，発症1時間51分．左側の内頸動脈分岐部から，carotid fork まで開通，左側の中大脳動脈は水平部で閉塞している（矢印）．
D：左内頸動脈造影，発症2時間19分．ステント型血栓回収デバイスを用いて，中大脳動脈 insular portion の血栓を回収中．
E：左内頸動脈造影，2時間28分．左側の中大脳動脈皮質枝の描出再開を認める．

第 3 病日

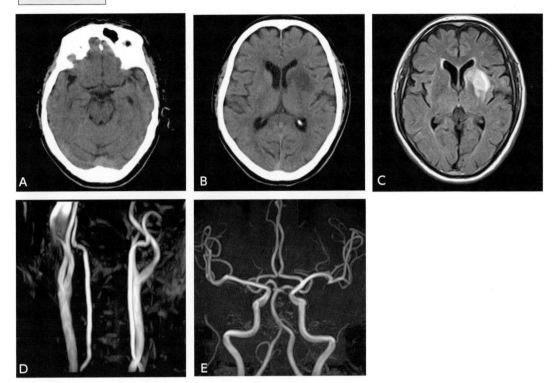

A：CT ウイリス動脈輪レベル．搬入時 CT で認めた，左側の中大脳動脈水平部の high density area は認めない．
B：CT 大脳基底核レベル．左側の被殻と尾状核頭に低吸収域を認める．血栓で閉塞し，側副路に乏しい穿通枝領域であり，梗塞を生じたと考えられる．皮質枝の領域に梗塞，出血性梗塞を認めない．
C：MRI FLAIR．CT で低吸収域を呈する，左側の被殻，尾状核頭が高信号で梗塞に至っている．
D, E：MRA MIP 像．両側総頸動脈から内頸動脈，椎骨脳底動脈系は良好に描出されている．

脳梗塞 3 　中大脳動脈閉塞 アテローム血栓性脳梗塞例

年齢性別：80代，男性．
主　訴：失語．
既往歴：60代から糖尿病を指摘されていたが，未治療であった．
現病歴：14時に散歩から帰宅した時点では異常は認められなかった．19時，食事を手で直接食べる動作を行い，家族が心配して来院となる．
現　症：意識レベルⅠ-1/JCS．麻痺，感覚障害なし．手指失認，感覚性失語を認める．

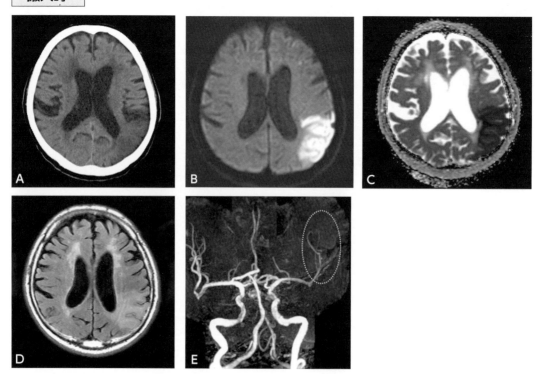

搬入時

A：CT．左側の頭頂部の皮質，皮質下白質に，楔形に境界明瞭な低吸収域を認める．
B：MRI DWI．CTで低吸収を認めた部分は，高信号を呈している．
C：MRI ADCmap．同部は低信号を呈している．
D：MRI FLAIR．同部は淡く高信号を呈し，虚血変化が進んでいることが示唆される．
E：MRA MIP像．左側の中大脳動脈皮質枝は描出不良，右側と比べて本数が少なく狭窄ないし閉塞を疑う（○印）．

第8病日

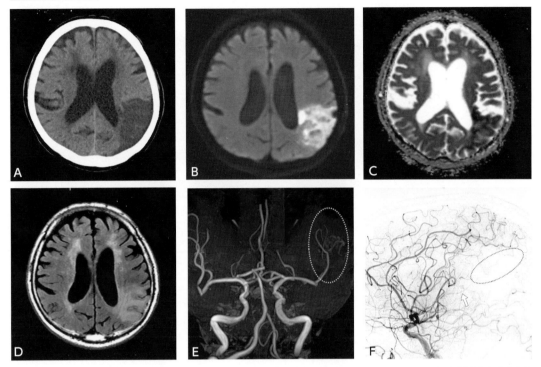

A：CT．左側の頭頂部の梗塞部分は，境界明瞭な低吸収域を呈している．出血性梗塞を認めない．
B：MRI DWI．高信号は不均一，不明瞭化している．
C：MRI ADCmap．低信号は不明瞭化している．
D：MRI FLAIR．病変は高信号を呈し，中大脳動脈皮質枝梗塞の亜急性期の梗塞像を呈している．
E：MRA MIP像．閉塞している superior branch の再開通は認めない（○印）．
F：DSA 左内頸動脈造影中期動脈相．中大脳動脈 superior branch は先細りを呈し（矢印），末梢の描出を認めない．閉塞血管領域は avascular な領域として認められる（○印）．8病日においても閉塞血管の再開通はなく，上述の狭窄所見を呈し，アテローム血栓性の機序による脳梗塞と考えられた．

60　I　脳血管障害

第15病日

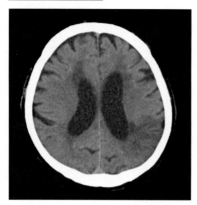

CT. 梗塞部の吸収値が上昇している. 亜急性期に梗塞が不明瞭化する, fogging effect を呈している.

第54病日

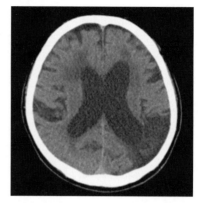

CT. 梗塞は再び明瞭な低吸収域を呈している.

Fogging effect は, 別項 (☞ p.73) で解説があります.

MRI の経過

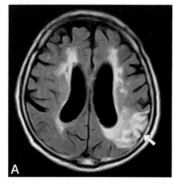
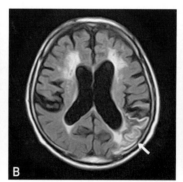
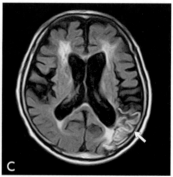

A：第55病日. 皮質の高信号化を認める（矢印）.
B：第88病日. 皮質の高信号が明瞭化している（矢印）. 慢性期の層状壊死（cortical laminar necrosis）所見を呈している.
C：第125病日. 皮質の高信号を同様に認める（矢印）. 萎縮の進行を認める.

Cortical laminar necrosis は, 別項 (☞ p.79) で解説があります.

自然再開通 1

年齢性別：80代，女性．

主　訴：左片麻痺．

既往歴：高血圧症，発作性心房細動で内服治療中．

現病歴：前日の18時，トイレで動けなくなる．夫が運び出したが，病院を受診することなく就寝した．翌朝，訪問した娘が救急車を要請し搬入となる．

現　症：意識レベルⅠ-1/JCS．MMT 左上肢 3/5 左下肢 4/5．心電図：心房細動．

第1病日（発症14時間後）

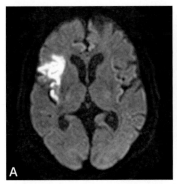
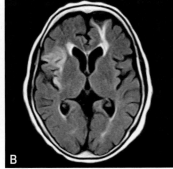
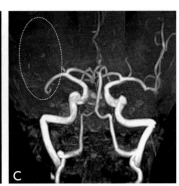

A：MRI DWI．右側の前頭葉弁蓋部，皮質下白質，島皮質に高信号を認める．

B：MRI FLAIR．同部は高信号を呈し，梗塞に至っていると考えられる．反対の左側の前頭葉に陳旧性の皮質梗塞を認める．

C：MRA MIP像．右側の中大脳動脈分岐部より遠位の描出を認めない（〇印）．

発症時刻が明確で14時間経過し，FLAIRで梗塞が認められたことから，線溶療法，機械的血栓回収術の適応とはならなかった．脳保護療法を実施した．

62　I　脳血管障害

> 第3病日

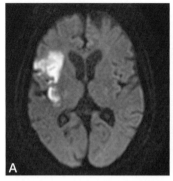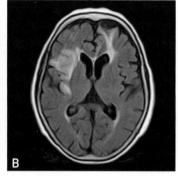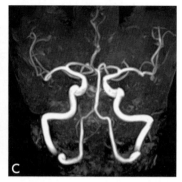

A：MRI DWI．発症 14 時間の撮影と比較して、高信号の範囲はやや広がっている．
B：MRI FLAIR．高信号の領域は，前回よりやや広がり，辺縁部の penumbra 領域が梗塞として完成したと考えられる．中大脳動脈皮質枝領域の広範な梗塞は認めない．
C：MRA MIP 像．閉塞していた右側の中大脳皮質枝の描出を認める．

経過

　心原性塞栓による，右中大脳動脈閉塞で，線溶療法などの積極的治療は実施されなかったが，自然再開通を呈した症例である．早期リハビリテーションを開始し，第 28 日病日の時点で mRS＝2 へ回復した．

自然再開通

　脳梗塞の閉塞血管は，線溶系によって特別な治療を行わなくても，血管を閉塞する血栓が自然に溶解し再開通することがある．再開通の時期は，数時間から，概ね数日以内である．塞栓症で認められる頻度が高く，再開通を示さない症例の大半はアテローム性などの血栓症である．近時，rt-PA 静注療法などの線溶療法が実施可能となり，認知されることないことが少ないが，自然再開通があれば，塞栓症である可能性が高く，抗凝固療法か抗血小板療法かの選択など，後の診療に重要な情報を提供する所見である．再開通による神経症状の劇的な改善は，spectacular shrinking deficit（SSD）として知られており，塞栓症に特徴的である．

自然再開通 2

年齢性別：50代，男性．

主　訴：心不全症状，右片麻痺．

既往歴：7年前から心不全を指摘されていた．循環器科で内服薬処方を受けていたが，自己判断で内服を中止していた．

現病歴：旅行中，胸部の苦しさを訴えて救急車を要請し搬入となる．うっ血性心不全の診断で循環器科へ入院となったが，翌々日の午前2時45分頃，突発発症の右上下肢麻痺が現れ，脳卒中センターへ転科となる．

現　症：意識レベル清明．MMT　右上肢1/5，右下肢1/5，心電図：心房細動．

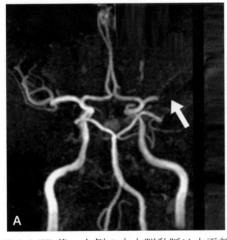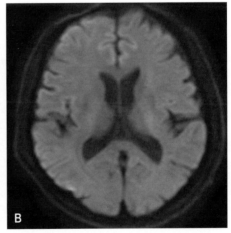

第1病日（発症20分）

A：MRA MIP像．左側の中大脳動脈は水平部で完全閉塞し（矢印），末梢の描出を認めない．閉塞部分は明瞭な断端像を示している．心不全，心房細動，突破発症の発症様式からは心原性塞栓の可能性も考えられた．

B：MRI DWI．急性期脳梗塞を疑う異常を認めない．

続いて血管造影と血管内治療を準備中，発症約2時間後，右片麻痺はMMT　上肢4/5，下肢4/5へ改善した．

発症2時間

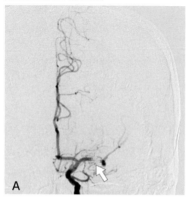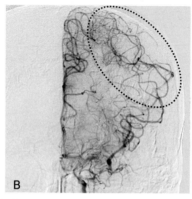

A：DSA 左内頸動脈造影，早期動脈相．左中大脳動脈は，水平部で造影が途切れるが（矢印），その末梢は描出されている．前大脳動脈が末梢まで描出されていることと比べて，中大脳動脈は遅延している．アンギオ中の動的な観察では，水平部の高度狭窄であり，同部に塞栓性の閉塞を生じたと考えられた．狭窄部は穿通枝の分岐部であり，バルーン拡張術は行わなかった．

B：DSA 左内頸動脈造影，後期動脈相．左側の中大脳動脈皮質枝は，insular portion まで順行性に造影されている．末梢は，前大脳動脈からの側副血行路 leptomeningeal anastomosis（○印）を認める．

第2病日

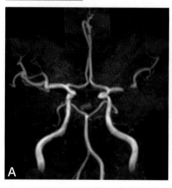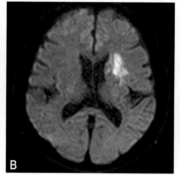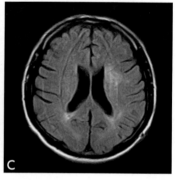

A：MRA MIP 像．左側の中大脳動脈は，遠位の皮質枝の描出を認める．
B：MRI DWI．左側の放線冠に高信号を認める．同部は，左側の閉塞部から分岐する穿通枝末梢領域である．
C：MRI FLAIR．DWI の高信号部分は高信号を呈し，梗塞に陥っている．そのほかの左側の中大脳動脈皮質枝領域に梗塞を認めない．

症例のまとめ

うっ血性心不全で入院中，心原性塞栓による左側の中大脳動脈閉塞，右片麻痺を突発発症した症例である．もともと存在した，左側の中大脳動脈に狭窄部を閉塞し，閉塞部から分岐する穿通枝領域に梗塞を生じた．発症約2時間程度での早期の自然再開通と，豊富な側副血流によって広範な梗塞は免れた症例である．

自然再開通 3

年齢性別：80代，女性．

主　訴：左上下肢麻痺，ろれつ不良．

既往歴：2年前，近医で脳梗塞の診断のもと入院加療を受け，後遺症なく改善した．胆嚢摘出の既往．

現病歴：23時30分，右片麻痺が突発し，救急車を要請し搬入となる．

現　症：意識レベル清明．MMT 左上肢 1/5，左下肢 1/5．心電図：心房細動．

搬入時

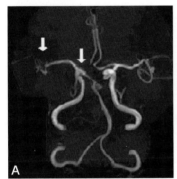 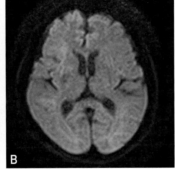 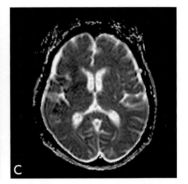

A：MRA．右側の中大脳動脈は分岐部で途絶し，insular portion 以遠の皮質枝の描出を認めない．また右側の前大脳動脈近位部は描出を認めないが，このMRAのみでは低形成か，閉塞かの判断は難しい（矢印）．

B：MRI DWI．右側の前頭葉皮質下にごく淡く高信号を疑う．

C：MRI ADCmap．右側の島，弁蓋部に低信号を疑う．

経過

麻痺が次第に改善し，MMT 左上肢 4/5，左下肢 4/5 へ改善した．年齢から，またNIHSSから線溶療法は実施されなかった．

66 I 脳血管障害

第2病日

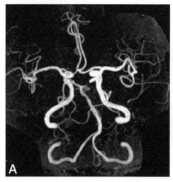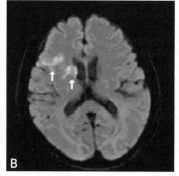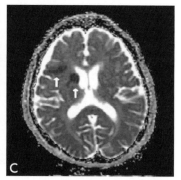

A：MRA. 右側の中大脳動脈分岐部以遠の皮質枝が描出されている. 右側の前大脳動脈近位の描出を認め, 搬入時MRAでは閉塞していたと考えられる.
B：MRI DWI. 右側の前頭葉皮質の, 中大脳動脈皮質枝の1本の領域に高信号を認める. また, 右側の尾状核頭に高信号を認める(矢印).
C：MRI ADCmap. DWIの高信号部分は, 低信号を呈している(矢印).

症例のまとめ

　塞栓症, 心原性の再発例で, 線溶療法を実施しなかったが, 第2病日のMRAでは, 閉塞血管の再開通を認めた. 右側の尾状核頭は, 前大脳動脈から分岐する内側線条体動脈が支配する穿通枝領域であるため, 前大脳動脈は再開通したが, 梗塞に陥ったと考えられる.

参考文献

1) Rha JH, Saver JL: The impact of recanalization on ischemic stroke outcome: a meta-analysis. Stroke 38:967-973, 2007.
2) Minematsu K, Yamaguchi T, Omae T: 'Spectacular shrinking deficit': rapid recovery from a major hemispheric syndrome by migration of an embolus. Neurology 42:157-162, 1992.
3) 宝金清博, 上野一義, 多田光宏, 他：脳梗塞急性期における動脈再開通の検討. 非再開通群との比較検討 Neurol Med Chir 28:1163-1169, 1988.

Early CT sign と経過

年齢性別：60代，男性.

主　訴：意識障害，右片麻痺.
既往歴：高血圧症.
現病歴：右片麻痺が突発し，救急車を要請されて搬入となる.
現　症：来院時　意識レベル II-10/JCS．MMT 右上肢 1/5，右下肢 1/5．

CTの変化

搬入時（発症2時間後）

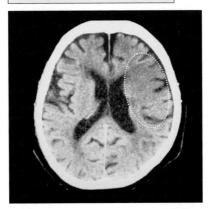

左側の前頭葉では，右側と比較して，脳皮質，深部灰白質と白質の濃度差が不明瞭である．

5時間後

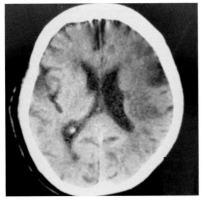

左側の前頭葉の低吸収域が明瞭となっている．

第3病日

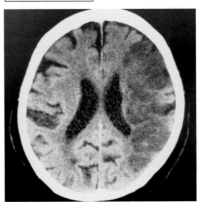

左側の中大脳動脈，穿通枝領域および皮質枝領域は明瞭な低信号域を呈している．
血管支配領域に一致した低吸収域で，左側の内頸動脈ないし中大脳動脈水平部での閉塞を疑う．

I 脳血管障害

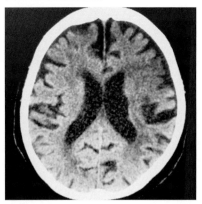

第 18 病日

低吸収域が目立たなくなっている．亜急性期に梗塞が目立たなくなる，fogging effect と呼ばれる現象を呈している．

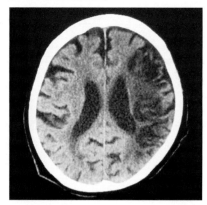

第 50 病日

梗塞は再び明瞭な低吸収域を呈している．内部は髄液の吸収値を呈し，梗塞部では萎縮を認める．

Early CT sign

　CT 上で，正常の灰白質は白質よりわずかに CT 値が高いが，主幹動脈閉塞や皮質枝閉塞などの広い範囲の脳梗塞の初期に，細胞性浮腫により灰白質の吸収値が低下し，灰白質と白質とのコントラストが不明瞭になる現象である．

Fogging effect は，別項（☞ p.73）で解説があります．

参考文献

Tomura N, Uemura K, Inugami A, et al: Early CT finding in cerebral infarction: obscuration of the lentiform nucleus.Radiology 168:463-467, 1988.

脳梗塞 FLAIR の信号変化

年齢性別：60代, 男性.

主　訴：意識障害, 右片麻痺.

既往歴：46歳から高血圧症で内服治療, 50代に小腸ポリープ手術.

現病歴：午前11時20分, 自宅のベッドで右側臥位に倒れているところを家族により発見される. 正常状態の最終確認は前日の22時, 13時間前.

現　症：意識レベルⅡ-10/JCS. MMT 右上肢 1/5, 右下肢 1/5. 運動性失語を認める.

搬入時

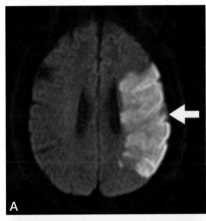
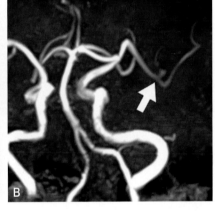
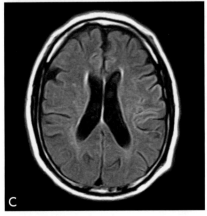

A：MRI DWI. 左側の前頭葉, 頭頂葉の左中大脳動脈域に高信号を認める（矢印）.

B：MRA. 左中大脳動脈分岐部で, 皮質枝の1本（superior trunk）が途絶している（矢印）.

C：MRI FLAIR. DWI像で高信号領域が, ごくわずかに高信号を呈する.

左中大脳動脈閉塞の急性期と考えられた.
ヘパリン投与, エダラボン投与を実施した.

70　I　脳血管障害

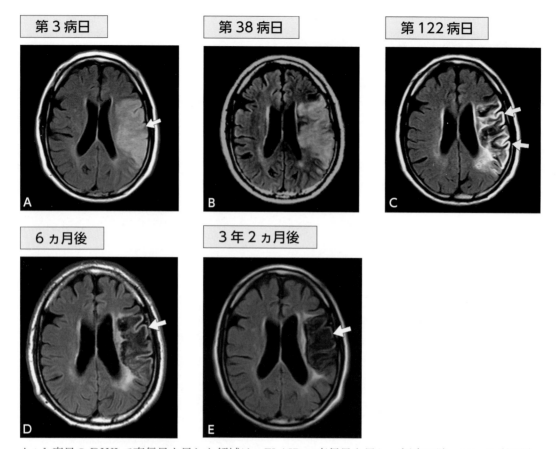

A：1病日のDWIで高信号を呈した領域は，FLAIRで高信号を呈し，梗塞に陥っている（矢印）．
B：内部は，不均一に信号低下を認める（矢印）．
C：脳実質の信号が低下し，梗塞部の脳表が皮質層状壊死を反映して高信号を呈する（矢印）．
D：脳実質の信号は，さらに低下している．脳表の高信号は残存するがやや低信号となっている（矢印）．
E：脳実質は髄液に近い信号まで低下している．脳表の高信号は消失している（矢印）．

皮質層状壊死は，別項（☞ p.78）で解説があります．

出血性梗塞

年齢性別：50代，男性．
主　訴：言葉を話さなくなった．
既往歴：特記すべき事項なし．
現病歴：22時頃から言葉を話さなくなった．様子をみていたが改善しないため救急車を要請し搬入となる．
現　症：開眼中であるが発語は不可能，NIHSS 9点．心電図：心房細動．

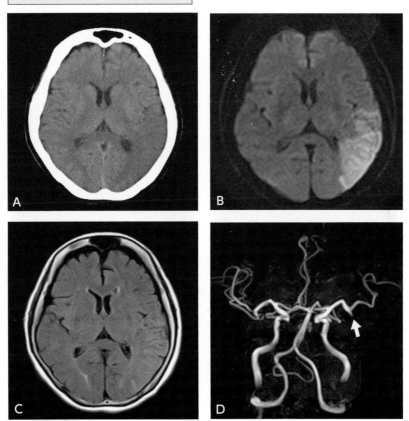

A：CT．左側の頭頂部で脳実質は淡く低吸収域を呈している．
B：MRI DWI．CTの低吸収域は，高信号を呈している．
C：MRI FLAIR．病変部は，淡く高信号を呈し，虚血，梗塞が完成しつつあると考えられる．
D：MRI MIP像．左側の中大脳動脈の皮質枝は，分岐直後に閉塞している（矢印）．

発症3時間30分を経過しており，アルテプラーゼ静注療法は実施されなかった（当時の指針）．

発症 9 時間 40 分後

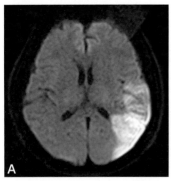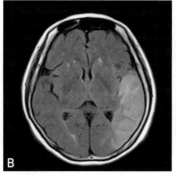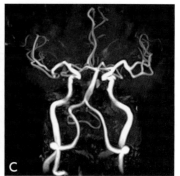

A：MRI DWI. 左側の梗塞部は高信号域がやや広がっている.
B：MRI FLAIR. 高信号が明瞭化している.
C：MRI MIP 像. 左側の中大脳動脈閉塞部の再開通を認める.

6 日後

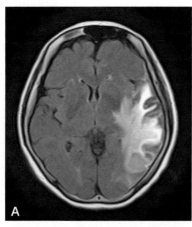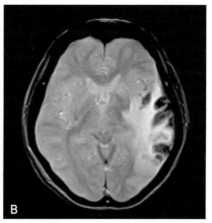

A：MRI FLAIR. 左側の中大脳動脈 superior branch の領域（搬入時 MRA で閉塞していた領域）に出血の高信号を認める.
B：MRI T2*WI. 同部の皮質下白質に, 出血性梗塞を示す低信号を認める.

出血性梗塞

　閉塞した血管が再開通すると, すでに梗塞に陥った領域では脆弱な血管が破綻し, 脳出血を起こすことがある. 閉塞血管の自然再開通は塞栓症に多く, 出血性梗塞も塞栓症に特徴的な症状であったが, 近時, 線溶療法や機械的な血栓回収術などの積極的な再開通療法がおこなわれるようになり, それらの治療に伴う発症も認められる.

Fogging effect

年齢性別：90代，男性．
主　訴：右側片麻痺．
既往歴：高血圧，狭心症，心不全，心房細動で内服治療中．
現　症：意識レベルⅡ-10/JCS，MMT 右上肢 1/5，右下肢 2/5，左右失認を認める．

第 2 病日

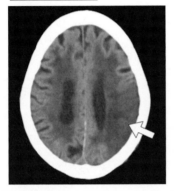

CT．左側の前頭葉から頭頂葉の皮質，皮質下白質に，境界明瞭な区域性の低吸収域を認める（矢印）．左右失認は，Gerstmann 症候群によるものと考えられる．
両側の深部白質に広範な低吸収域を認め，高血圧の既往や虚血変化の反映と考えられる．

第 9 病日

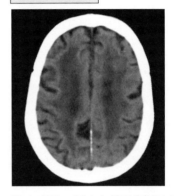

第 2 病日に認めた低吸収域は目立たなくなっている。

第 19 病日

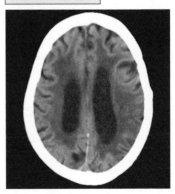

再び，低吸収域が出現している．

Fogging effect

脳梗塞発症後の 1 ～ 3 週間頃，血管性浮腫の消退に伴い，CT において脳梗塞部の等吸収域化，不明瞭化を生じ，あたかも正常なように見える現象である．

参考文献
Becker H, Desch H, Hacker H, Pencz A: CT fogging effect with ischemic cerebral infarcts Neuroradiology 31:185-192, 1979.

出血性梗塞と fogging effect

年齢性別：70代，女性．
主　訴：右片麻痺．
既往歴：高血圧症．
現病歴：突然の意識低下，片麻痺を発症，家族が救急車を要請し搬入となる．
現　症：意識レベルⅠ-3/JCS，NIHSS 16点，MMT 右上肢 2/5，右下肢 1/5，運動失語を認める．

急性期の脳梗塞の診断のもと，rt-PA 静注線溶療法が実施された．

第2病日

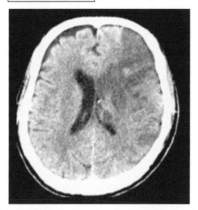

CT．左側の穿通枝領域を含む前頭葉に，淡く低吸収域を認め，中大脳動脈水平部の閉塞による脳梗塞と考えられた．また淡く出血を伴う．

第8病日

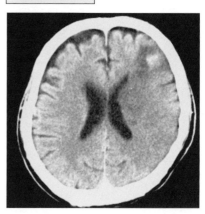

CT．左側の低吸収域は，fogging effect により不明瞭となっている．
左側の前頭葉に，梗塞を示す低吸収域と，出血性梗塞を認める．

1年1ヵ月

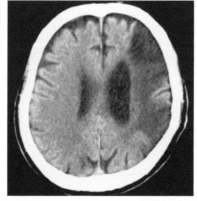

CT．再び梗塞の低吸収を明瞭に認める．

T2 shine through　1

年齢性別：60代，男性．

主　訴：右片麻痺．

第2病日

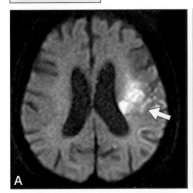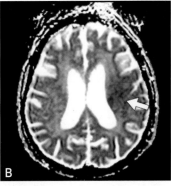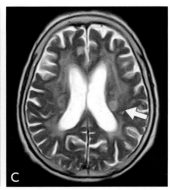

A：MRI DWI．左側の放線冠，皮質下白質に高信号を認める（矢印）．
B：MRI ADC map．病変部は，拡散障害を反映し低信号を呈している（矢印）．
C：MRI T2WI．病変は高信号を呈し，虚血病変が完成していると考えられる（矢印）．

第35病日

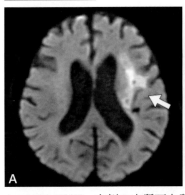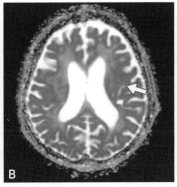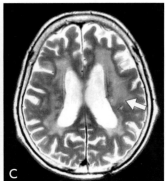

A：MRI DWI．左側の皮質下白質に高信号を認める（矢印）．
B：MRI ADC map．低信号は認めなくなっている（矢印）．
C：MRI T2WI．病変の近傍は梗塞が高信号を呈している（矢印）．

T2 shine-through

　脳梗塞急性期，病変はDWIで高信号を呈するが，慢性期になっても高信号が持続することがある．これは真の拡散障害ではなく，T2の影響を受けて高信号を呈する現象である．

T2 shine through 2

年齢性別：80代，男性．

主　訴：ろれつ不良．意識障害．
既往歴：肺気腫，高血圧症．
現病歴：老健施設入所中，職員がろれつがまわらない事に気づき，受診となる．
現　症：意識レベル I-3/JCS，ろれつ不良，発語が乏しく質問に答えられない．

初診時

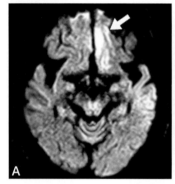
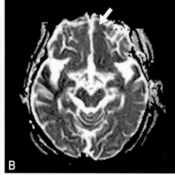
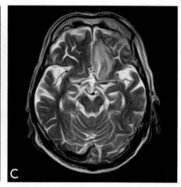

A：MRI DWI．左側の前頭葉，前大脳動脈皮質枝の領域に高信号を認める（矢印）．
B：MRI ADC map．同部は，低信号を呈している（矢印）．
C：MRI T2WI．すでに高信号となり，梗塞に陥っていると考えられる．

第25病日

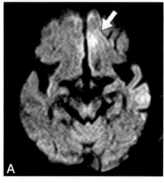
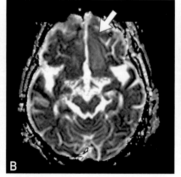
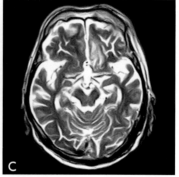

A：MRI DWI．梗塞の中心部分に高信号を認める（矢印）．
B：MRI ADC map．高信号に転じている（矢印）．
C：MRI T2WI．梗塞内の，DWIで高信号を示す部分は，やや強い高信号を呈している．これら所見は，T2 shine through を見ていると考えられる．

参考文献
1) Provenzale JM, Engelter ST, Petrella JR, et al: Use of MR exponential diffu-sion-weighted images to eradicate T2 "shine-through" effect. AJR 172:537-539, 1999.
2) 渡邉嘉之：脳梗塞の自然経過．レジデントノート増刊 Vol.16 No.8．わずかな異常も見逃さない！救急での頭部画像の読み方．山田　惠編．羊土社，2014．

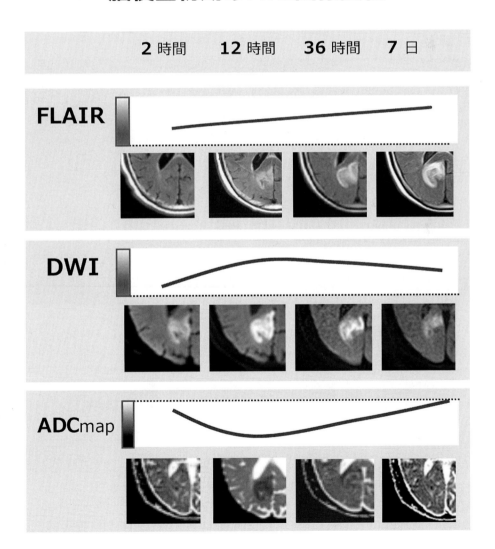

脳梗塞初期のMRI画像変化

皮質層状壊死 1

年齢性別：70代，男性．

主　訴：言葉がうまくしゃべれない．
既往歴：発作性心房細動を指摘されていたが未治療であった．
現病歴：突然，言葉の出にくさを自覚し，独歩で来院する．
現　症：意識レベル 0/JCS，麻痺なし，診察では失語症は認めない．

第 6 病日

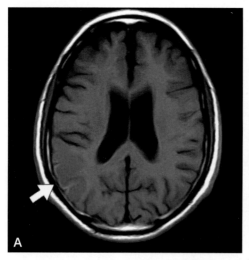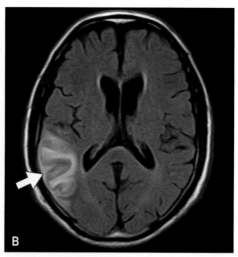

A：MRI T1WI．右側の頭頂部の脳表面に，わずかに高信号を認める．
B：MRI FLAIR．右側の頭頂部に，塞栓症などを疑う皮質梗塞が楔形の高信号を呈し，脳表面が高信号を呈している．

右頭頂部の皮質梗塞で，心原性塞栓症と考えられた．皮質症状として言葉の出にくさを呈していると考えられたが，右利きであり失語症の症状は認めなかった．NOAC 内服による抗凝固治療を開始した．

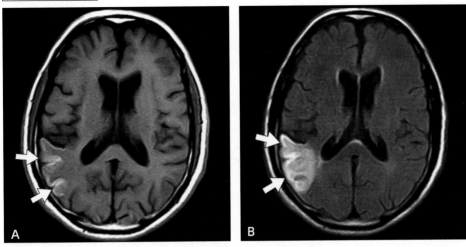

第 28 病日

A：MRI T1WI．梗塞部の脳表の高信号が明瞭化している（矢印）．
B：MRI FLAIR．梗塞部の脳表の高信号が明瞭化している（矢印）．
高信号は，脳梗塞の亜急性期以降に出現する，層状壊死 (cortical laminar necrosis) を反映した所見と考えられる．

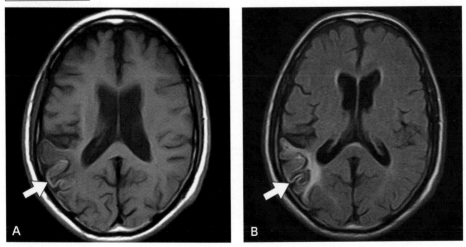

3 ヵ月後

A：MRI T1WI．高信号は，わずかに残存するが，目立たなくなっている（矢印）．
B：MRI FLAIR．脳表の高信号は，目立なくなっている（矢印）．

皮質層状壊死　Cortical laminar necrosis

　皮質枝領域の梗塞である．塞栓症やアテローム血栓症では，虚血による大脳皮質の層状壊死が生じることがある．大脳皮質の第 3, 5, 6 層が壊死の部位とされる．画像では，T1WI で高信号，FLAIR で高信号を呈し，高信号は変性したタンパクなどを反映しているとされる．
　高信号は，発症後 2 週間程度で上昇のピークに達し，3〜6 ヵ月で減衰するが，1 年以上持続することもある．

皮質層状壊死 2

年齢性別：70代，女性．
主　訴：頭痛，失語．
既往歴：特記すべき事項なし．
現病歴：突然の頭痛を自覚し，言葉が出なくなる．翌日になっても改善しないため来院となる．
現　症：意識レベル 0/JCS，運動性失語．麻痺なし．

第 2 病日

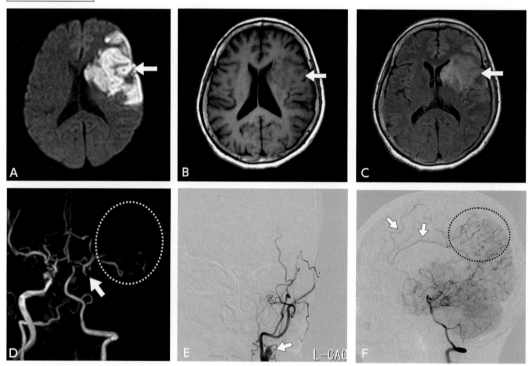

A：MRI DWI．左側の大脳基底核（尾状核頭，被殻）を含む，前頭葉，弁蓋部に高信号を認める．病変の局在からは左内頸動脈の閉塞を疑う．
B：MRI T1WI．梗塞部は低信号を呈する．脳皮質に高信号は認めない（矢印）．
C：MRI FLAIR．梗塞部は淡く高信号を呈する．脳皮質に高信号は認めない（矢印）．
D：MRA．左側の内頸動脈近位の描出を認めない．supraclinoid portion から遠位の内頸動脈（矢印），左側の中大脳動脈水平部が描出されているが，末梢の皮質枝領域は描出されていない（○印）．
E：DSA 左総頸動脈造影，前後像．左側の内頸動脈は分岐直後で完全閉塞している（矢印）．
F：DSA 左椎骨動脈造影，側面像．後大脳動脈末梢から leptomeningeal anastomosis を介して，左頭頂部の中大脳動脈皮質枝が逆行性に造影されている（○印）．さらに，脳梁周囲動脈を逆行した側副血流により，左前大脳動脈皮質枝の描出を認める（矢印）．

左側の内頸動脈閉塞であるが，頭頂部は側副血流によって梗塞に至らず，被殻，前頭葉，側頭葉の前部が梗塞に陥った症例である．線溶療法や機械的血栓回収の適応はなく，アルガトロバン，エダラボンの投与を開始した．

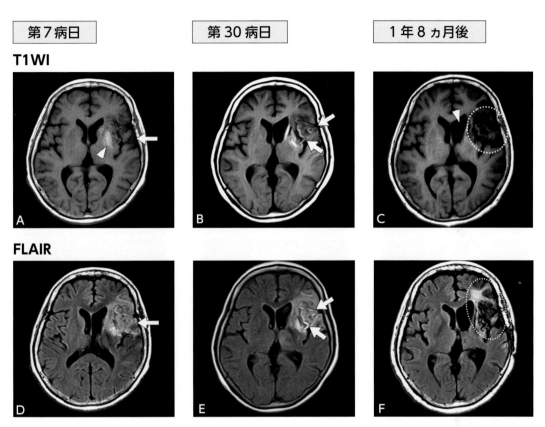

A：MRI T1WI. 被殻に淡く高信号を認め（矢頭），再開通により虚血の強い穿通枝領域に出血変化が生じたと考えられる．弁蓋部の梗塞は低信号を呈している（矢印）．脳表の高信号は認められない．
B：MRI T1WI. 島皮質，弁蓋部の脳表に高信号が出現している（矢印）．
C：MRI T1WI. 脳表の高信号は消失している．梗塞部は萎縮を呈し（○印），左側の側脳室前角の拡大を認める（矢頭）．
D：MRI FLAIR. 梗塞部は全体が高信号を呈している（矢印）．
E：MRI FLAIR. T1WIと同様に，梗塞部の脳表に高信号を認める（矢印）．
F：MRI FLAIR. 脳表の高信号は消失している（○印）．

参考文献
1) Takahashi S, Higano S, Ishii K, et al: Hypoxic brain damage: cortical laminar necrosis and delayed changes in white matter at sequential MR imaging. Radiology 189:449-456, 1993.
2) Komiyama M, Nishikawa M, Yasui T: Cortical laminar necrosis in brain infarcts: chronological changes on MRI. Neuroradiology 39:474-479, 1997.

82　I　脳血管障害

ワーラー変性 1

皮質脊髄路

年齢性別：50代，男性．
主　訴：左片麻痺．
既往歴：特記すべき事項なし．
現病歴：18時頃，突然，左半身の麻痺が出現し，動けなくなる．21時に家族が帰宅し発見し，救急車を要請し搬入となる．
現　症：意識レベル GCS12(E3 V4 M5)．MMT 右上肢 1/5，右下肢 1/5，半側空間失認を認める．

搬入時（発症3時間30分）

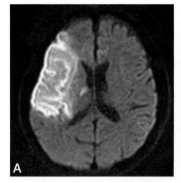
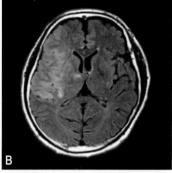
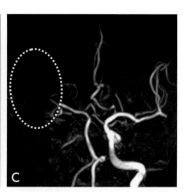

A：MRI DWI．右側の大脳基底核を含む，右中大脳動脈の皮質枝領域に高信号を認める．
B：MRI FLAIR．病変部は高信号を呈している．
C：MRA MIP像．右中大脳動脈分岐部以遠の描出を認めない（○印）．

第4病日

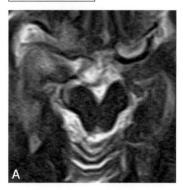
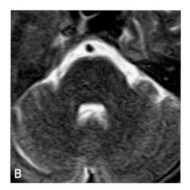

A：MRI T2WI，大脳脚レベル．異常を認めない．
B：MRI T2WI，橋レベル．異常を認めない．

第 22 病日

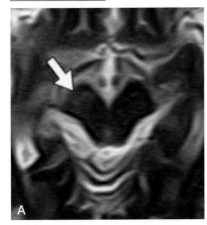
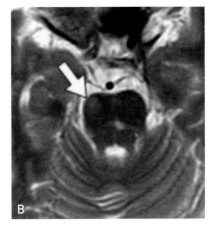

A：MRI T2WI，大脳脚レベル．右側の大脳脚に高信号を認める（矢印）．
B：MRI T2WI，橋レベル．橋の腹側，右側に高信号を認める（矢印）．高信号は上下のスライスにも存在していた．

脳梗塞後の二次変性である，ワーラー変性を呈している．

10ヵ月後

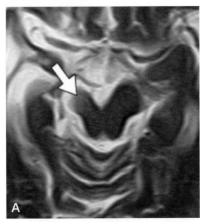
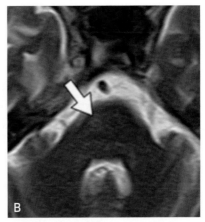

A：MRI T2WI，大脳脚レベル．右側の大脳脚の萎縮が進行している（矢印）．
B：MRI T2WI，橋レベル．淡く高信号を認める（矢印）．

84 I 脳血管障害

1年7ヵ月後

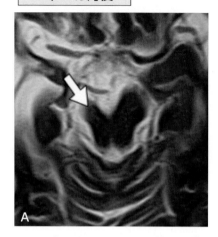
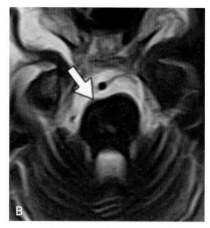

A：MRI T2WI, 大脳脚レベル. 右側の大脳脚は, さらに萎縮している. 高信号は目立たなくなっている（矢印）.
B：MRI T2WI, 橋レベル. 右側の萎縮を認める（矢印）.

ワーラー変性　Waller degeneration

　脳梗塞後などで神経細胞や軸索が障害された際に, 遠位の軸索に起こる変性である. T2WIでは, 中枢側の病変の発症後4週後目頃に, 低信号を呈した後に, 高信号となって出現する. 神経の走行に沿って2断面以上で認めることで診断される. 発症1年目頃以降には高信号は減弱するとされている.

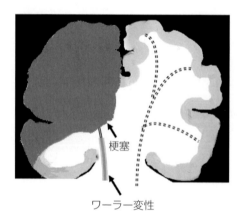

図　ワーラー変性の概念

ワーラー変性 2

橋小脳路

年齢性別：60代，女性．

主　訴：嘔吐，ろれつ不良，左片麻痺．

既往歴：高血圧．

現病歴：4日前から嘔吐を繰り返していた．前医にて脳梗塞の診断をうけて，紹介，搬入となる．

搬入時（第4病日）

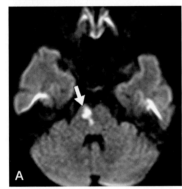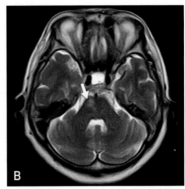

A：MRI DWI．橋の腹側，右側に高信号を認める（矢印）．短回旋枝の領域の，亜急性期の梗塞と考えられる．

B：MRI T2WI．病変は高信号を呈し，梗塞に陥っている．

T2WIでの信号変化（中小脳脚レベル）

第27病日

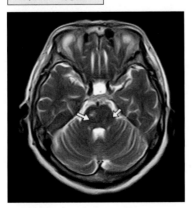

橋の両側外側に，低信号を認める（矢印）．

4ヵ月後

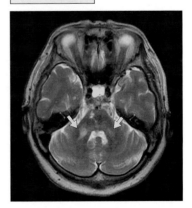

右側優位に両側の中小脳脚に，高信号が出現している（矢印）．

7ヵ月後	1年4ヵ月後	2年3ヵ月後
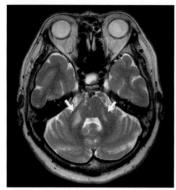	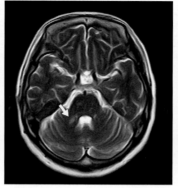	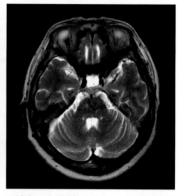
高信号の領域は，広がっている（矢印）．	左側では高信号が不明瞭化，右側では，わずかに残存する（矢印）．	両側の小脳脚ともに，異常信号は認めなくなっている．橋の梗塞が，淡く高信号を呈している．

症例のまとめ

橋の梗塞の後，橋小脳路にワーラー変性を認めた症例である．

皮質橋核路のニューロンは，大脳皮質から下降して橋核に終わった後，橋小脳路として横走し，反対側の小脳へ伸びる（図）．このため，橋の梗塞では，橋小脳路が障害されることにより，両側の中小脳脚にワーラー変性が生じる．

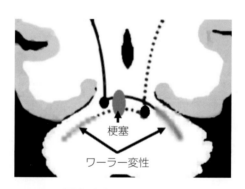

図　橋小脳路のワーラー変性

ワーラー変性 3

皮質脊髄路

年齢性別：50代，男性．

主　訴：左片麻痺．

既往歴：特記すべき事項なし．

現病歴：階段状に進行する左片麻痺を発症，救急車を要請し搬入となる．

現　症：MMT 左上肢 0/5，左下肢 4/5．

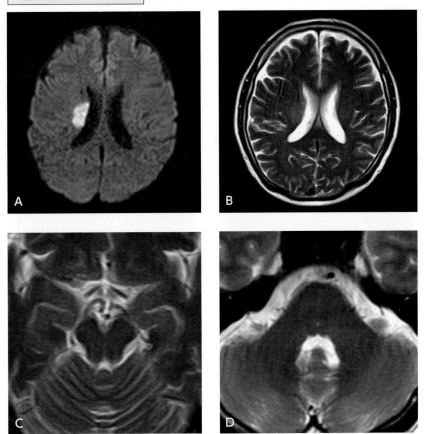

A：MRI DWI，放線冠レベル．右側の放線冠に高信号を認める．
B：MRI T2WI，放線冠レベル．淡く高信号を呈し，虚血の進行を疑う．
C：MRI T2WI，大脳脚レベル．異常を認めない．
D：MRI T2WI，橋レベル．異常を認めない．

88　I　脳血管障害

T2WI での信号変化

5ヵ月後

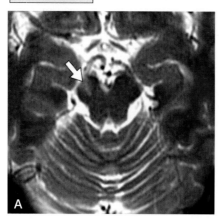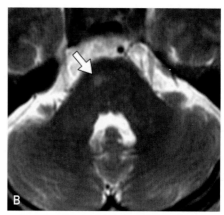

A：MRI T2WI 大脳脚レベル．右側の大脳脚の中央に，高信号を認める（矢印）．
B：MRI T2WI 橋レベル．右側に，淡く高信号を認める（矢印）．

10ヵ月後

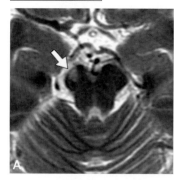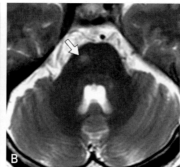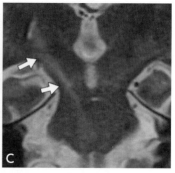

A：MRI T2WI，大脳脚レベル．高信号は楔形を呈している（矢印）．
B：MRI T2WI，橋レベル．5ヵ月後の MRI と比較して，病変はやや広がり，高信号が明瞭となっている（矢印）．
C：MRI T2WI，冠状断像．ワーラー変性が明瞭に認められる（矢印）．

2年後

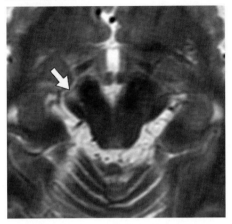

MRI T2WI 大脳脚レベル．病変の縮小を認める（矢印）．

症例のまとめ

Branchatheromatous disease を疑う梗塞と，慢性期に生じたワーラー変性である．ワーラー変性は，錐体路に沿って出現している．大脳脚レベルでの神経路を図に示す．発症2年後には，ワーラー変性は不明瞭化した．

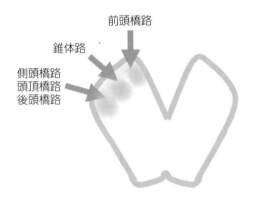

図 大脳脚レベルの神経路

参考文献
1) Stovring J, Fernando LT: Wallerian degeneration of the corticospinal tract region of the brain stem:demonstration by computed tomography. Radiology 149:717-720, 1983.
2) 内野 晃：局所脳損傷後に生じる脳内二次変性の MRI．5．橋小脳路（中小脳脚）のワーラー変性．臨床放射線 61:745-747, 2016.
3) 高橋昭喜：2次的な遠隔効果．脳 MRI，学研メディカル秀潤社，2010．

交差性小脳萎縮 1

年齢性別：70代，女性．
主　訴：意識障害，右片麻痺．
既往歴：糖尿病，心房細動で内服治療中．
現病歴：前日の23時頃には異常を認めなかった．午前7時，家族が夜勤から帰宅し，麻痺を認め，救急車を要請し搬入となる．
現　症：意識レベルⅠ-3/JCS．MMT 右上肢 0/5，右下肢 1/5．

発症4年6ヵ月前

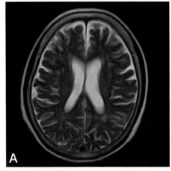
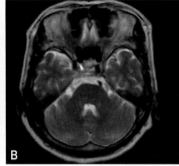
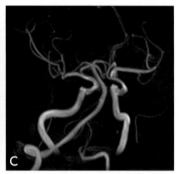

A：MRI T2WI，放線冠レベル．わずかな深部白質病変を認めるほかに，出血や梗塞などの異常を認めない．
B：MRI T2WI，小脳レベル．異常を認めない．
C：MRA TOF像．動脈瘤や閉塞を認めない．

搬入時

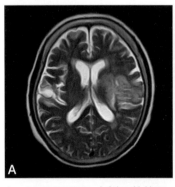
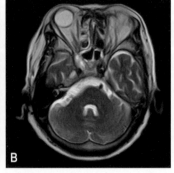
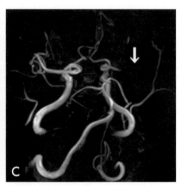

A：MRI T2WI．左側の放線冠，皮質枝領域は高信号を呈し，梗塞に陥っている．
B：MRI T2WI，小脳レベル．脳実質内には異常を認めない．
C：MRA MIP像．左側の中大脳動脈は，水平部で途絶している（矢印）．

14日後

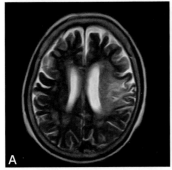 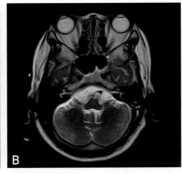 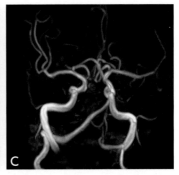

A：MRI T2WI, 放線冠レベル. 梗塞が高信号を呈している.
B：MRI T2WI, 小脳レベル. 小脳実質内には異常を認めない.
C：MRA TOF像. 左側の中大脳動脈水平部は開通している. その末梢は, 皮質枝を1本しか認めない.

心房細動の既往と再開通を認め, 閉塞の原因としては塞栓症が疑われる.

7ヵ月後

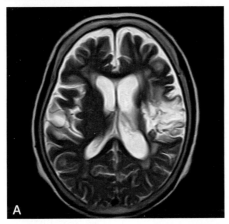 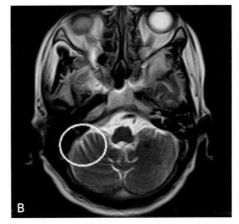

A：MRI T2WI, 放線冠レベル. 梗塞の局在に変化を認めない. 萎縮の反映と考えられる, 左側の側脳室拡大を認める.
B：MRI T2WI, 小脳レベル. 右側の小脳裂の開大を認める.

92　Ⅰ　脳血管障害

1年6ヵ月後

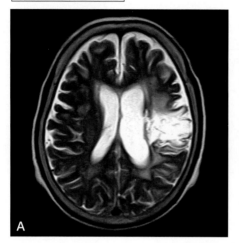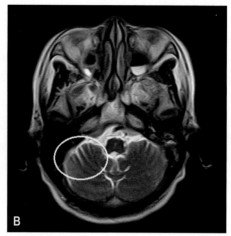

A：MRI T2WI, 放線冠レベル．梗塞の局在に変化を認めないが, 内部の液状変性が進んでいる．
B：MRI T2WI, 小脳レベル．小脳裂の開大を認める．

交差性小脳萎縮

　一側の大脳の障害によって，反対側の小脳の萎縮を呈する変性である．前頭葉，側頭葉を含んだ広範囲の脳梗塞や脳出血の後に，皮質橋小脳路の変性に伴って生じることが推察されている．

交差性小脳萎縮 2

年齢性別：60代，男性．

主　訴：進行する左片麻痺，一過性脳虚血発作．

既往歴：30代から，高血圧症，糖尿病の診断のもと，近医で内服を実施されている．

現病歴：右側の中大脳動脈水平部に狭窄を認め，外頸動脈〜中大脳動脈遠位の吻合術が行われていたが症状の増悪により来院となる．

4年前

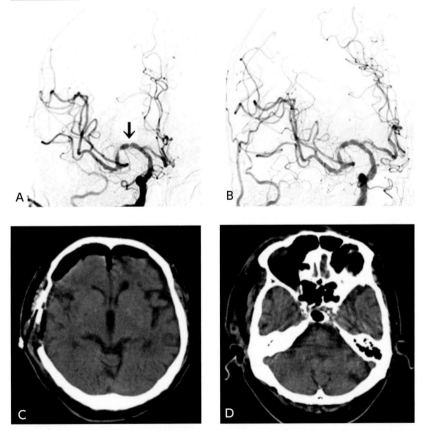

A：DSA 右内頸動脈造影，正面像．右中大脳動脈水平部に，高度狭窄を認める（矢印）．
B：DSA 右総頸動脈造影，斜位像．狭窄部は外側線条体動脈の分岐部であり，経皮的血管形成術が行えず，右浅側頭動脈と右中大脳動脈遠位の吻合術が行われたと考えられる．
C：CT，大脳基底核レベル．術後変化としての気頭症を認める．弁蓋部の一部に低吸収を認め，梗塞を疑う．
D：CT，小脳レベル．左側の後下小脳動脈領域に小さな梗塞を認める．

I 脳血管障害

来院時（吻合術実施4年後）

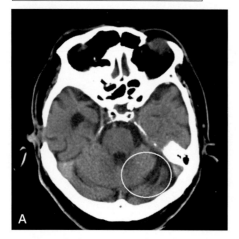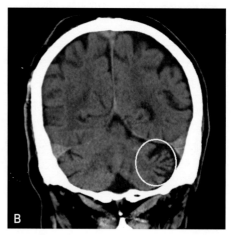

A：CT，小脳レベル 水平断像．
B：CT，小脳冠状断像．左側の小脳裂の片側性の開大を認める．

参考文献
八木下敏志行，岩淵　定，小島重幸，平山惠造：大脳脳血管障害における交差性小脳萎縮 (crossed cerebellar atrophy) X線 CT による検討．脳卒中 11:557-563, 1989.

3
その他の脳血管障害

96　I　脳血管障害

脳静脈洞血栓症 1　抗凝固療法実施例

年齢性別：50代，男性．
主　訴：頭痛
既往歴：特記すべきことなし．
現病歴：登山中に頭痛を発症，次第に増強し来院する．
現　症：意識レベル清明，脳神経系，四肢に異常を認めない．

初診時

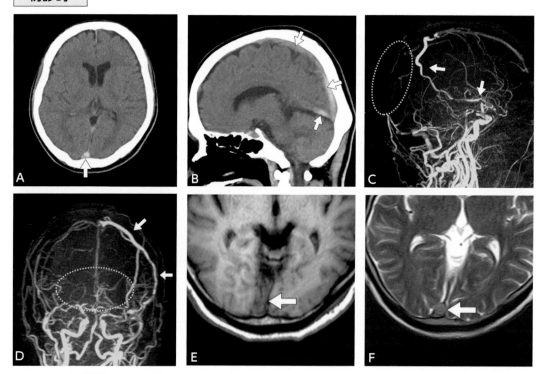

A：CT，水平断像．
B：CT，矢状断像．上矢状静脈洞から静脈洞交会，直静脈洞に連続する高吸収域を認め（矢印），静脈洞血栓を疑う．
C：MR Venography，側面像．
D：MR Venography，前後像．
　　上矢状静脈洞の描出を認めない（○印）．左側のTrolard静脈の拡張を認め（矢印），側副路として機能していることが推測される．S状静脈洞は描出されており，側面像では，Labbè静脈を介した血流を疑う．
E：MRI T1WI．静脈洞後会近傍の上矢状静脈洞は等信号域を呈している（矢印）．
F：MRI T2WI．淡く高信号域を呈し，オキシヘモグロビン期の血栓を疑う（矢印）

上矢状静脈洞，直静脈洞，横静脈洞の静脈洞血栓症を呈している．ヘパリン持続点滴，頭痛に対する対症療法として NSAIDs 内服を，またワーファリン内服（2.75 〜 4.5mg/日の範囲で調整）による抗凝固を実施した．

第 4 病日

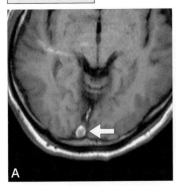
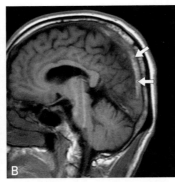
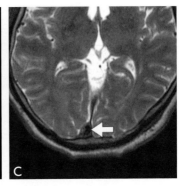

A：MRI T1WI，水平断像．上矢状静脈洞は淡く高信号を呈している（矢印）．
B：MRI T1WI，矢状断像．水平断像と同様に上矢状静脈洞は淡く高信号を呈している（矢印）．
C：MRI T2WI，水平断像．上矢状静脈洞は低信号を呈している（矢印）．

信号からは，デオキシヘモグロビン期からメトヘモグロビン期の亜急性期の像を呈している．

第 12 病日

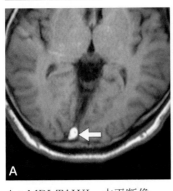
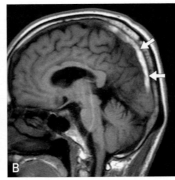
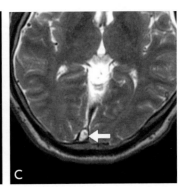

A：MRI T1WI，水平断像．
B：MRI T1WI，矢状断像．上矢状静脈洞は強い高信号を呈している（矢印）．
C：MRI T2WI，水平断像．上矢状静脈洞は高信号を呈している（矢印）．細胞外メトヘモグロビン期の血腫信号を呈している．脳実質内に出血などの異常は認めない．

第37病日

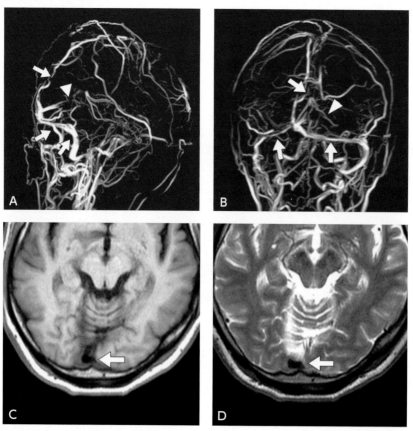

A：MR Venography, 側面像. 閉塞していた上矢状静脈洞, 横静脈洞の描出を認める（矢印）. Galen大静脈から直静脈洞にかけても描出されている（矢頭）. ただし血管径が不整である.
B：MR Venograpjy, 正面像. 上矢状静脈洞, 横静脈洞の描出を認める（矢印）. 深部静脈は, Basal vein of Rosenthalから直静脈洞へ連続する血流を認める（矢頭）.
C：MRI T1WI. 静脈内の血栓の信号は認めず, 血流によるflow voidを認める（矢印）.
D：MRI T2WI. T1WI同様にflow voidを認める（矢印）.

脳静脈洞血栓症

　比較的若年者に発症し, 先天的な原因（アンチトロンビンⅢ, プロテインC, プロテインSなどの欠損）と, 手術, 外傷, 妊娠, 感染, 悪性腫瘍, 経口避妊薬などの後天性の原因がある. 頭蓋内圧亢進, 虚血, 出血に伴い脳皮質症状や, けいれんなどを呈するが, 本疾患に特異的な臨床症状には乏しく, 早期診断と治療が重要である. 抗凝固療法が治療の第一選択である.

脳静脈洞血栓症 2

出血発症・機械的血栓回収例

年齢性別：60代，男性．
主　訴：けいれん，意識障害．
既往歴：特記すべき事項なし．
現病歴：右側上肢の強直性けいれんを発症し救急搬入となる．ジアゼパム静注で鎮静する．
現　症：鎮静後の意識レベルⅠ-3/JCS，失見当識，場所，年齢が不明，MMT 右上肢 1/5 右下肢 2/5．

搬入時

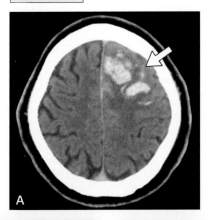

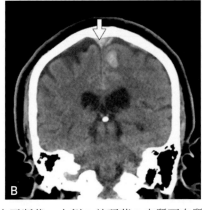
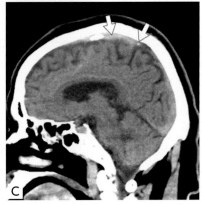

A：CT，水平断像．左側の前頭葉の皮質下白質に出血を認める（矢印）．わずかなくも膜下出血を伴う．周囲に淡く低吸収域を伴う．
B：CT，冠状断像．血腫近傍の上矢状静脈洞は高吸収域を呈し，血栓を反映していると考えられる（矢印）．
C：CT，矢状断像．上矢状静脈洞に血栓を疑う高吸収を認める（矢印）．

100　I　脳血管障害

> 血管造影

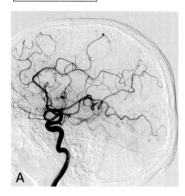
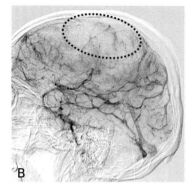

いずれも左内頸動脈造影．

A：DSA 早期動脈相．出血源となりうる異常血管を認めない．中大脳動脈皮質枝の間隔が離開している．

B：DSA 毛細血管相．前頭部，頭頂部で造影を認めない部分（○印）は脳出血，浮腫を反映していると考えられる．

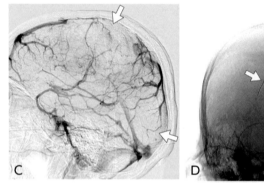
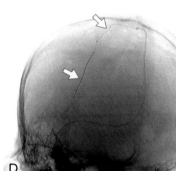
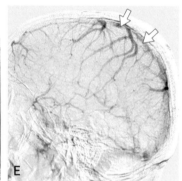

C：DSA 静脈相．前頭部から頭頂部，後頭部で上矢状静脈洞の造影が途絶している（矢印）．

D：DA 吸引カテーテル（矢印）による血栓回収を実施．

E：DSA 治療後左内頸動脈造影，静脈相．上矢状静脈洞，皮静脈の描出を認める（矢印）．静脈洞交会近傍の上矢状静脈洞も描出を認める．

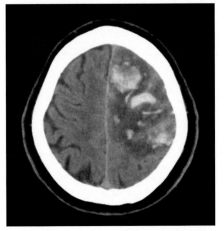
CT. 皮質下出血はやや増大. 周囲の低吸収域が明瞭化し, 脳浮腫, 虚血の反映を疑う. 近傍の脳溝描出が不良である.

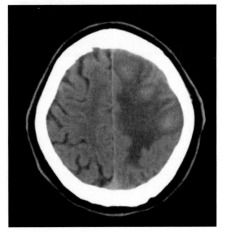
CT. 出血は不明瞭化している.

症例のまとめ

　静脈洞血栓症に伴う脳皮質下出血と, 症候性のてんかんを呈した症例である. 血栓化の範囲が広く, 出血を呈しており, 経皮的, 経静脈的に血栓回収術を行った. なお, 脳卒中治療ガイドライン2015では「出血を伴う例でもヘパリン使用を考慮してもよい」として抗凝固療法実施は妨げない記載がされている.

脳静脈洞血栓症 3　抗凝固療法実施例

年齢性別：40代，男性．
主　訴：頭痛．
既往歴：特記すべき事項なし．
現病歴：サウナに入っていて頭痛を自覚．近医を受診し，片頭痛の診断のもと内服薬の処方を受けたが，改善しないことから来院となる．
現　症：意識レベル 清明．神経学的脱落所見なし．

初診時

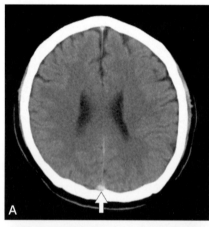

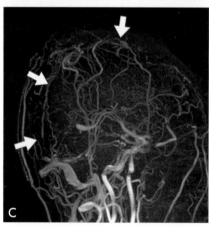

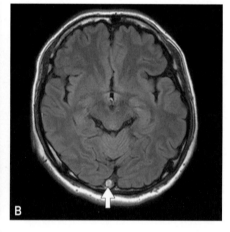

A：CT．上矢状静脈洞に血栓を疑う高吸収域を認める（矢印）．
B：MRI FLAIR．上矢状静脈洞の血栓を疑う高信号を認める（矢印）．
C：MR Venography．上矢状静脈洞，横静脈洞，直静脈洞の描出を認めない（矢印）．

静脈洞血栓症の診断のもと，ヘパリン持続点滴を開始した．

MR Venography の変化

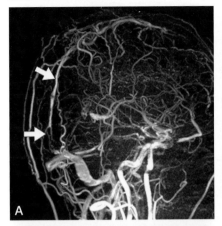
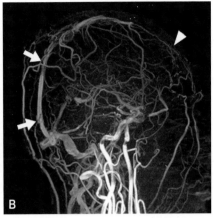
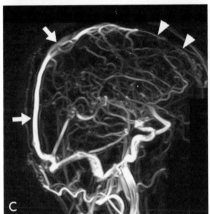

A：第4病日．後頭部で，上矢状静脈洞の細い描出を認める（矢印）．

B：第25病日．上矢状静脈洞は，頭頂部から後頭部にかけて，描出がさらに改善しているが（矢印），前頭部では描出を認めない（矢頭）．直静脈洞の描出を認める．

C：9ヵ月後．上矢状静脈洞は良好に描出されている（矢印）．前頭部は，第25病日と著変を認めず（矢頭），低形成であった可能性も推測される．

参考文献

1) Saposnik G, Barinagarrementeria F, et al: Diagnosis and management of cerebral venous thrombosis: a statement for healthcare professionals from the American Heart Association/American Stroke Association. Stroke 42:1158-1192, 2011.
2) 日本脳卒中学会脳卒中ガイドライン委員会編集：脳卒中治療ガイドライン2015．協和企画，2015．

脳動脈解離 1　　内頚動脈解離

年齢性別：40代，女性．
主　訴：ふらつき，頭痛．
既往歴：椎骨脳底動脈の解離性動脈瘤を指摘されていたが，長期間変化はなかった．高血圧を指摘されていたが未治療であった．
現病歴：左眼の奥の痛みが出現し，受診となる．
現　症：脳神経系に異常なく，視力障害，眼球運動障害を認めない．

1年2ヵ月前

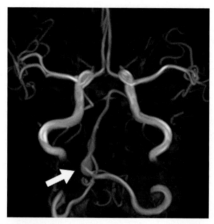

MRA MIP像．既往の椎骨脳底動瘤（矢印）を認めるが長期間形態変化を認めていなかった．

初診時

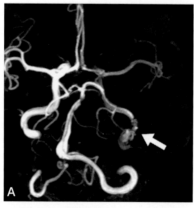 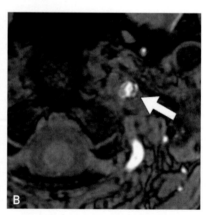

A：MRA MIP像．左側の内頚動脈頚部に，不整な狭窄と瘤を認める（矢印）．病変部末梢の左側の内頚動脈から中大脳動脈は，右側に比べてMRA信号が低い．
B：MRA元画像．病変部の内頚動脈壁は肥厚し，外側に壁構造と偽腔を認める（矢印）．

高血圧の管理，NSAIDs投与を行った．

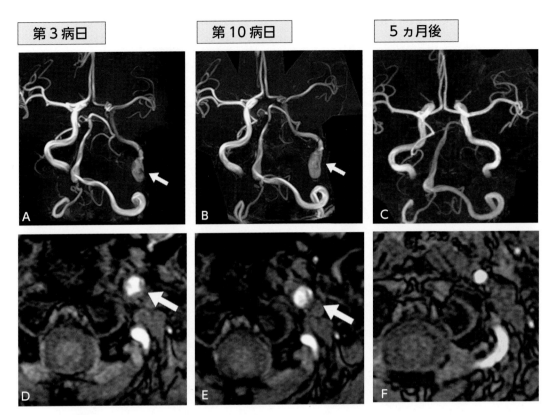

MRA MIP 像．
A：左側の内頸動脈の描出が改善している．瘤も明瞭化している（矢印）．
B：動脈瘤は頭尾方向にやや増大している．瘤内に intimal flap を疑う，線条影を認める（矢印）．
C：左側の内頸動脈の狭窄，瘤は消失し正常の像を呈している．椎骨脳底動脈の拡張にも変化を認めない．

MRA 元画像．
D：第1病日と比べて，内頸動脈の内腔が拡大している（矢印）．
E：MIP 像（B）で認めた線状影に相当すると考えられる，真腔と偽腔を隔てる隔壁が明瞭に認められる（矢印）．
F：左側の内頸動脈は正常の真腔のみを認める．

脳動脈解離

　本邦では，椎骨動脈の発症が多いが，欧米では頭蓋外頸動脈の発症が多い．脳動脈に解離による狭窄や動脈瘤を生じ，解離部の分枝閉塞や遠位塞栓による脳梗塞，くも膜下出血を発症することがある．急性期には，瘤や狭窄の形態が大きく変化し，変化が大きい場合，臨床予後不良の場合がある．狭窄症例の多くは，慢性期には再開通を呈する．血管造影では pearl and string sign と呼ばれる鋸歯状狭窄像と動脈瘤を呈し，本疾患に特徴的とされている．CT，MRI，MRA は血管造影と異なり血行の動態評価には限界があるが，非侵襲的に繰り返し評価が可能な利点がある．

脳動脈解離 2　椎骨動脈解離

年齢性別：40代，女性．
主　訴：後頭部痛．
既往歴：逆流性食道炎，慢性胃炎で内服治療中．
現病歴：左側の後頭部痛が出現，市販の鎮痛薬を内服するが改善なく来院する．
現　症：意識清明，神経学的に特記すべき所見を認めない．

発症2年3ヵ月前

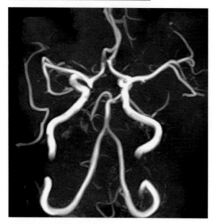

MRA：異常を認めない．

初診時

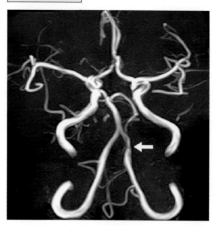

MRA：左側の椎骨動脈V4に，不整な血管径の狭小化，短く信号の途絶を認める．

第4病日

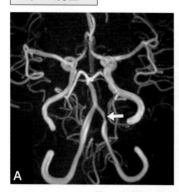 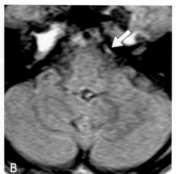 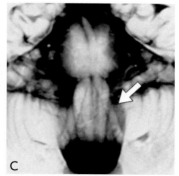

A：MRA MIP像．左側の椎骨動脈の狭窄に変化を認めない．
B：MRI FLAIR．左側の椎骨動脈壁に血管壁の血栓を疑う高信号を認める．
C：MRI BPAS像．左椎骨動脈の血管外径には狭窄を認めない．

経過

椎骨動脈解離と診断．NSAIDs 内服による経過観察を実施．

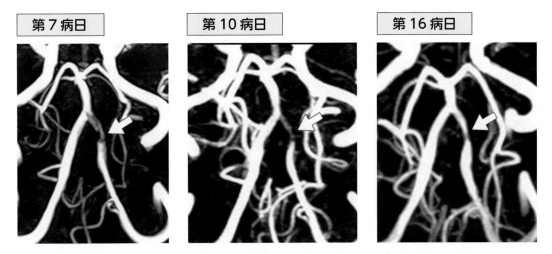

MRA MIP 像．狭窄部の形態が刻々と変化している（矢印）．

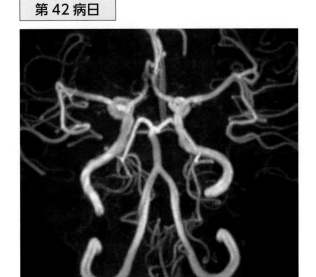

MRA MIP 像．狭窄は消失し，正常の血管径を呈している．

脳動脈解離 3 　小脳梗塞発症例

年齢性別：30代，女性．
主　訴：ふらつき，頭痛．
既往歴：特記すべき事項なし．
現病歴：数日前からふらつきを自覚，後頭部痛も出現したため来院となる．
現　症：神経学的な異常を認めない．

初診時

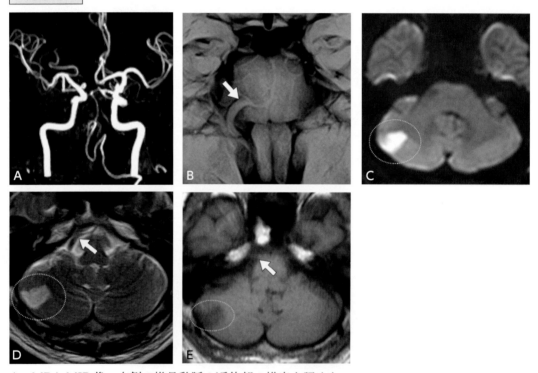

A：MRA MIP像．右側の椎骨動脈の近位部の描出を認めない．
B：MRI BPAS像．右椎骨動脈は存在しており（矢印），閉塞していると考えられる．
C：MRI DWI．右側の小脳，後下小脳動脈 hemispheric branch 領域に急性期梗塞を示す高信号を認める（〇印）．
D：MRI T2WI．E：MRI T1WI．
　右側の小脳病変は梗塞になっている（〇印）．MRAでは描出を認めないが，右椎骨動脈は存在し（矢印），T2WIで低信号であり，血栓とすればデオキシヘモグロビン期の低信号と考えられる．

経過　椎骨動脈の動脈と診断．エダラボン，アルガトロバン投与を開始した．

第83病日

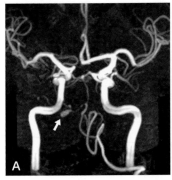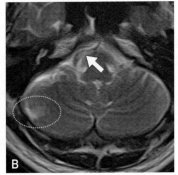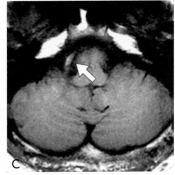

A：MRA MIP像．右側の椎骨動脈の一部が描出されている（矢印）．
B：MRI T2WI像．拡張した椎骨動脈内に線状影を認め，背側は高信号を呈している（矢印）．小脳梗塞は不明瞭化している（○印）．
C：MRI T1WI像．椎骨動脈は高信号を呈してる（矢印）．メトヘモグロビン期の血栓を反映した所見と考えられる．

6ヵ月後

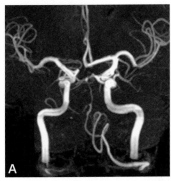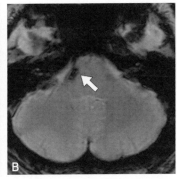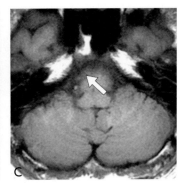

A：MRA MIP像．右側の椎骨動脈瘤は消失している．
B：MRI T2*WI．右側の椎骨動脈は低信号を呈する．
C：MRI T1WI．右側の椎骨動脈は等信号を呈し（矢印），慢性期のヘモジデリンを反映した所見と考えられる．

脳動脈解離 4　嚢状動脈瘤出現例

年齢性別：50代，男性．
主　訴：特記すべき事項なし．
既往歴：定期的に脳ドック受診をしていた．
現　症：異常を認めない．

初回受診時

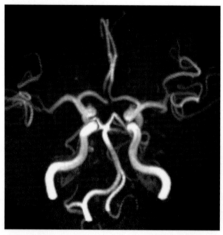

MRA MIP像．椎骨動脈から脳底動脈にかけては蛇行を認めるが動脈瘤は認めない．

2年7ヵ月後

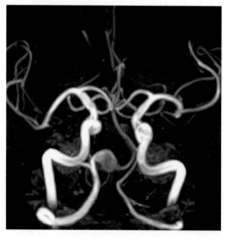

MRA MIP像．右椎骨動脈V4に動脈瘤が出現している．

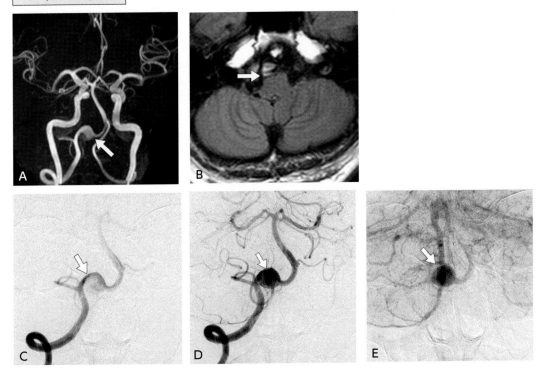

A：MRA MIP 像．右側の椎骨動脈 V4 に長径 9mm 大の動脈瘤を認める（矢印）．
B：MRI FLAIR．拡張した動脈瘤部分では血管内に壁を疑う線状影を認め，その両側は高信号を呈している（矢印）．瘤内の遅い血流ないし血栓を見ていると考えられる．
C〜E：DSA 右椎骨動脈造影，前後像．
C：早期動脈相．右側の椎骨動脈は，後下小脳動脈（右前下小脳動脈と共通幹）分岐後で狭窄し（矢印），その末梢に淡く造影される動脈瘤を認める．
D：後期動脈相．濃染する動脈瘤を認める（矢印）．pearl and string sign を呈している．
E：静脈相．動脈瘤内の造影剤 pooling が持続している（矢印）．

症例のまとめ

解離性動脈瘤の古典的所見である．pearl and string sign を呈した症例である．

参考文献
1) 高橋昭喜編：脳血管障害の画像診断．中外医学社，2003．
2) 日本脳卒中学会脳卒中ガイドライン委員会編集：脳卒中治療ガイドライン 2015．協和企画，2015．

もやもや病 1

年齢性別：30代，女性．
主　訴：けいれん発作．
既往歴：8年前，もやもや病の診断を受け，左側の間接血行再建術（EDAS: Encephalo-duro-arterio synangiosis）が実施されていた．
現病歴：飲酒後，左上肢が10秒ほどけいれんし，意識を失う．友人が救急車を要請し搬入となる．搬入時，けいれんは消失，意識障害は改善．

9年前　MRI・MRA

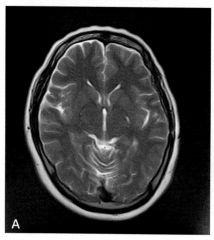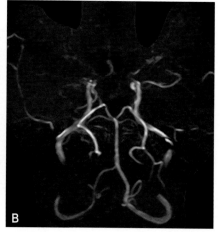

A：MRI T2WI．左側に血管周囲腔拡大を疑う点状高信号を認める．脳出血，梗塞，異常血管のflow voidを認めない．
B：MRA．右側の内頸動脈は先端で閉塞し，carotidfork近傍に，淡い異常血管を認める．左側の内頸動脈は先端で狭窄，中大脳動脈は水平部の描出を認めるが，遠位の皮質枝は描出されない．また，前大脳動脈の描出を認めない．後大脳動脈は描出を認める．

もやもや病1　**113**

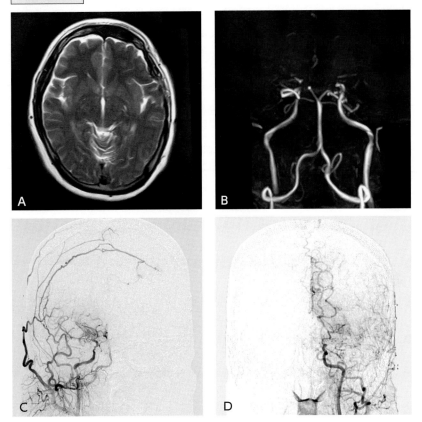

A：MRI T2WI．異常血管のflow voidは認めない．
B：MRA．9年前のMRAと比較して，左側の中大脳動脈の描出を認めなくなっている．両側の後大脳動脈の描出も認めなくなっている．
C：DSA，右総頸動脈造影．右側の内頸動脈はsupraclinoidで閉塞し，異常なもやもや血管を認める．外頸動脈からtrans dural anastomosisを介した側副血流で，右側の中大脳動脈insular portionが造影されている．また中硬膜動脈からの側副血流は，反対側の左側まで達している．
D：DSA，左総頸動脈造影．左側の内頸動脈は先端で狭小化，近傍に異常なもやもや血管を認める．外頸動脈系からは，EDAS後の濃染と，左側の中大脳動脈抹消の皮質枝が，細く淡く造影されている．前大動脈は淡く描出を認める．

もやもや病の病期分類，第4期の所見を呈している．
MRAはDSAに準じる所見を呈するが，側副路や異常血管の描出はDSAと比べて劣っている．

症例のまとめ

　もやもや病の診断で，間接血行再建術が実施されていたが，その後の9年間に，病期が進行，主幹動脈はほとんどが脱落し，虚血症状を発症した症例である．

114 I 脳血管障害

もやもや病（ウイリス動脈輪閉塞症）

　日本人に多発する，両側の内頸動脈終末部の進行性の狭窄・閉塞と，側副血行路としての，もやもや血管と称される異常血管が形成される疾患である．画像検査が診断の中心をなし，異常所見が時間と共に変化する．もやもや病の病期分類は，一般に血管撮影所見による Suzuki 分類が用いられ，第1期から第6期に分類される．

もやもや病閉塞性変化の病期分類（血管撮影）

第1期　Carotid fork 狭小期
第2期　Moyamoya 初発期（脳内主幹動脈が拡張し，もやもや血管がわずかに認められる）
第3期　Moyamoya 増勢期（中および前大脳動脈が脱落し，もやもや血管が太くなる）
第4期　Moyamoya 細微期（後大脳動脈が脱落し，もやもや血管の1本1本が細くなる）
第5期　Moyamoya 縮小期（内頸動脈系の全脳主幹動脈が消失し，もやもや血管も縮小し，
　　　　　　　　　　　　　外頸動脈系の側副血行路が増加してくる）
第6期　Moyamoya 消失期（もやもや血管が消失し，外頸動脈および椎骨脳底動脈系から
　　　　　　　　　　　　　のみ脳血流が保全される）

(Suzuki J, et al: Cerebrovascular "moyamoya" disease. Disease showing abnormal net-like vessels in base of brain. Arch Neurol 20:288-299, 1969. より抜粋)

　MRI, MRA で診断を行う場合は，静磁場強度 1.5T 以上の MRI 装置で，TOF 法 MRA により，(1) MRA で頭蓋内内頸動脈終末部を中心とした領域に狭窄または閉塞がみられる，(2) MRA で大脳基底核部に異常血管網がみられる（ないし MRI で異常血管の floe void を二つ以上認める），(3)（1）と（2）の所見を両側性に認める，の全てを満たす事が必要である．撮影条件による病変の過大，縮小評価への注意が必要である．

MRA 所見に基づいた分類と点数化

1）内頸動脈	正常	0
	C1 部の狭窄	1
	C1 部の信号の連続性の消失	2
	みえない	3
2）中大脳動脈	正常	0
	M1 部の狭窄	1
	M1 部の信号の連続性の消失	2
	みえない	3
3）前大脳動脈	A2 とその遠位が正常	0
	A2 部以下の信号低下	1
	A2 部以降がみえない	2
4）後大脳動脈	P2 とその遠位が正常	0
	P2 以下の信号低下	1
	みえない	2

1）〜4）の合計点，左右別に計算

MRA score	MRA stage
0〜1	1
2〜4	2
5〜7	3
8〜10	4

(厚生労働科学研究費補助金　難治性疾患克服事業　ウィリス動脈輪閉塞症における病態・治療に関する研究班：もやもや病（ウィリス動脈輪閉塞症）診断・治療ガイドライン（改訂版）．脳卒中の外科 46:1-24, 2018. より抜粋)

もやもや病 2

MRA による stage 分類

年齢性別：40代，女性．
主　訴：両手指のしびれ．
既往歴：特記すべき事項なし．
現病歴：両側の手指のしびれを自覚することがあるが，3時間程度で改善していた．頻回に発生し，心配となり受診する．
現　症：意識レベル 清明，神経学的な異常を認めない．

初診時

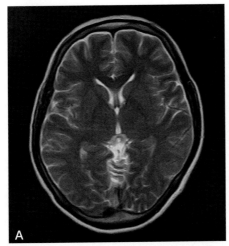 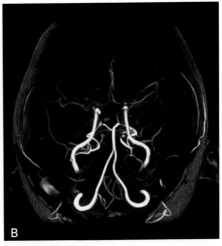

A：MRI T2WI．梗塞や異常血管の flow void などの異常を認めない．
B：MRA．両側の内頸動脈は先端で狭窄している．中大脳動脈は両側とも描出されているが，狭小化を認める．「MRA 所見に基づいた分類と点数化」では，MRA score 2, MRA stage 2 に相当する．

116　I 脳血管障害

3年8ヵ月後

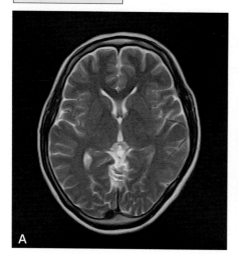
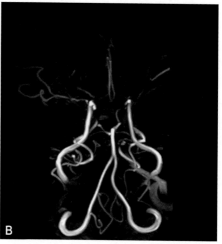

A：MRI T2WI．梗塞や flow void などの異常を認めない．
B：MRA．前回の撮影と比較して，左側の内頸動脈の先端から，中大脳動脈の描出が途切れ，不良となっている．両側の前大脳動脈の近位が描出されなくなっている．後大脳動脈の描出が不良となっている．

「MRA所見に基づいた分類と点数化」では，MRA score 6，MRA stage 3 へ悪化している．

7年後

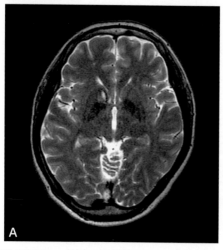
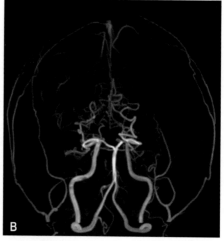

A：MRI T2WI．右側の尾状核頭に，梗塞を疑う病変が出現している．
B：MRA．両側の内頸動脈は先端で閉塞し，もやもや血管を認める．中大脳動脈は両側とも描出されなくなっている．前大脳動脈も描出されなくなっている．

「MRA所見に基づいた分類と点数化」ではMRA score 8，MRA stage 4 に相当すると考えられる．

もやもや病 3   小児例

年齢性別：7歳，男児．

主　訴：頭痛．
既往歴：1歳時，腸ヘルニアで開腹手術を実施．
現病歴：頭痛を訴えて受診する．
現　症：意識レベル 清明，神経学的な異常を認めない．

初診時

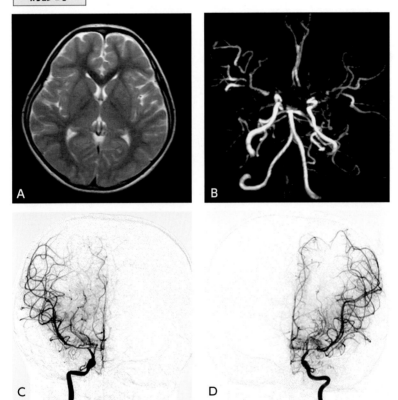

A：MRI T2WI．梗塞や flow void などの異常を認めない．
B：MRA．両側の内頸動脈は先端で途絶している．両側の中大脳動脈の近位，両側の前大脳動脈近位の描出を認めない．「MRA所見に基づいた分類と点数化」では，MRA score 5, MRA stage 3 である．
C：DSA，右内頸動脈造影．右側の内頸動脈は先端で狭小化，carotidfork の狭小化を認める．近傍に異常な，もやもや血管を認める．
D：DSA，左内頸動脈造影．左側の内頸動脈は先端で狭小化，carotidfork の狭小化と，もやもや血管を認める．もやもや病の病期分類では，第2期と考えられる．

1年1ヵ月後

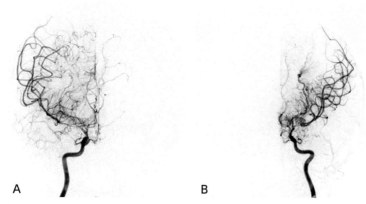

A：DSA，右内頸動脈造影．前回 DSA と比較して，内頸動脈先端の狭小化が進行，carotidfork の狭小化が進行している．前大脳動脈皮質枝は描出されているが，不連続となっている．

B：DSA，左内頸動脈造影．内頸動脈先端の狭小化と，carotidfork の狭小化が進行している．前大脳動脈の描出が不良となっている．もやもや病の病期分類では，第 3 期と考えられる．

3年後

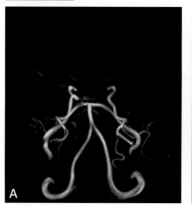
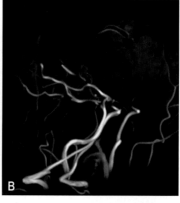

A：MRA，前後像．
B：MRA，斜位像．
左側の中大脳動脈の水平部の描出を認めなくなり，右側の中大脳動脈も不連続となっている．前大脳動脈が描出不良となっている．後大脳動脈は描出されている．MRA score 6，MRA stage 3 へ増悪している．

参考文献
1) 厚生労働科学研究費補助金　難治性疾患克服事業　ウィリス動脈輪閉塞症における病態・治療に関する研究班：もやもや病（ウィリス動脈輪閉塞症）診断・治療ガイドライン（改訂版）．脳卒中の外科 46:1-24, 2018.
2) Suzuki J, et al: Cerebrovascular "moyamoya" disease. Disease showing abnormal net-like vessels in base of brain. Arch Neurol 20:288-299, 1969.

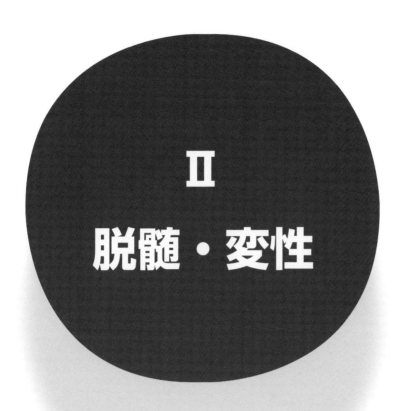

多発性硬化症 1

長期経過追跡例

年齢性別：20代，女性．

主　訴：左指のしびれ．

既往歴：3年8ヵ月前，左手第1，2指のしびれが出現，数ヵ月で消失．
　　　　5ヵ月前，左手第1〜5指のしびれが出現．
　　　　1ヵ月前，上記症状のうち，左手第3〜5指のしびれは消失，左手第1，2指にしびれが残存していた．

現病歴：受診日の当日午後，目の見えにくさと，歩行時のふらつきが出現し来院となる．

現　症：意識清明．左手第1，2指のしびれ，左眼の眼球運動障害，内転障害，外転障害を認める．

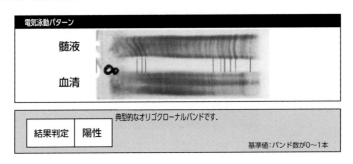

IgG index 11.6.

インターフェロンベータ-1a筋注，フマル酸ジメチル投与などの治療を開始した．

画像所見の変化 (FLAIR)

初診時

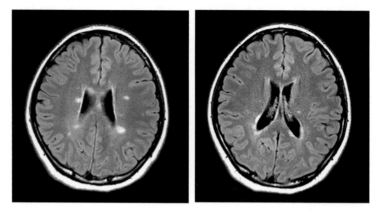

半卵円中心の両側深部白質，放線冠，橋の右側に高信号の病変を認める．

7ヵ月後

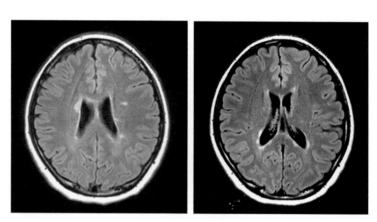

病変は，いずれも消退傾向を示している．

1年1ヵ月後

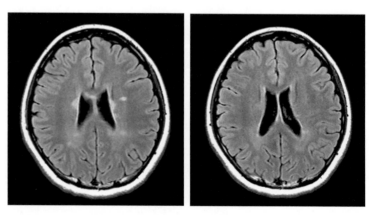

上記の病変はさらに不明瞭化している．
左内包後脚近傍に点状の高信号が出現している．

多発性硬化症 1　**123**

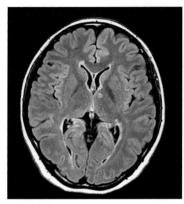
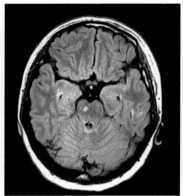
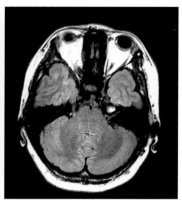
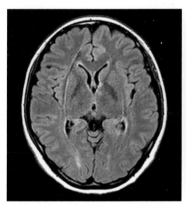
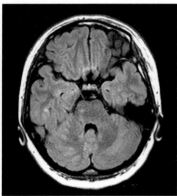
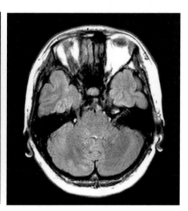
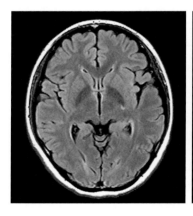
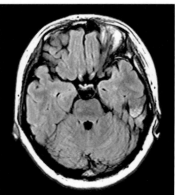
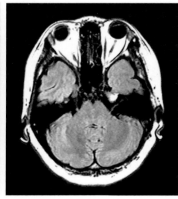

124　Ⅱ 脱髄・変性

1年7ヵ月後

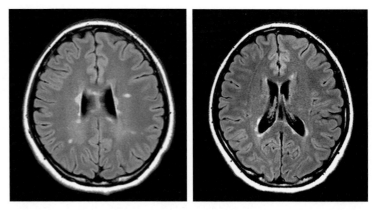

橋（矢印），左側の上小脳脚近傍（矢頭）に，新たな病変が出現している．

2年後

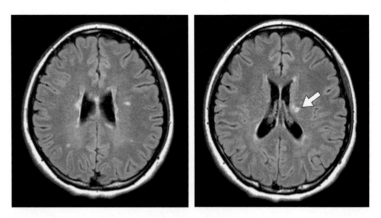

左側の放線冠（矢印），左側の頭頂後頭部の深部白質（矢頭）に病変が出現している．橋の病変は不明瞭化している．

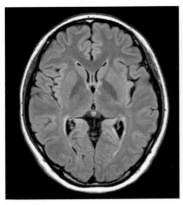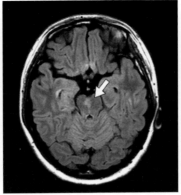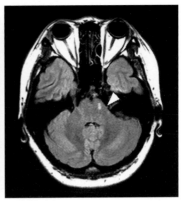
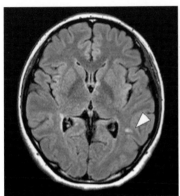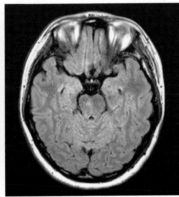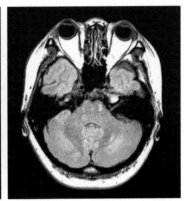

多発性硬化症

　何らかの原因によりミエリンが障害される脱髄性疾患であり，空間的多発，時間的多発を呈する．McDonald 診断基準においては，空間的多発の画像所見として，脳室周囲，皮質直下，テント下，脊髄の，2 領域以上に一つ以上の無症候性の T2 病変の存在が述べられている．また，時間的多発性の画像所見としては，ある時点の MRI と比較して再検した MRI で新たな T2 病変の確認，ないし，ある時点で二つ以上の T2 病変があり，一つ以上の造影病変と，一つ以上の非造影病変の存在が述べられている．多発性硬化症の診断は，これら MRI 所見のほかに，神経学的所見，髄液検査，誘発電位検査などによって行われる．

多発性硬化症 2

年齢性別：30代，女性．
主　訴：左目が見えにくい．
既往歴：特記すべき事項なし．
現病歴：2週間前から倦怠感と，左眼の見えにくさを自覚し，来院する．
現　症：意識清明，陽性所見としては左眼球の外転障害を認める．

初診時

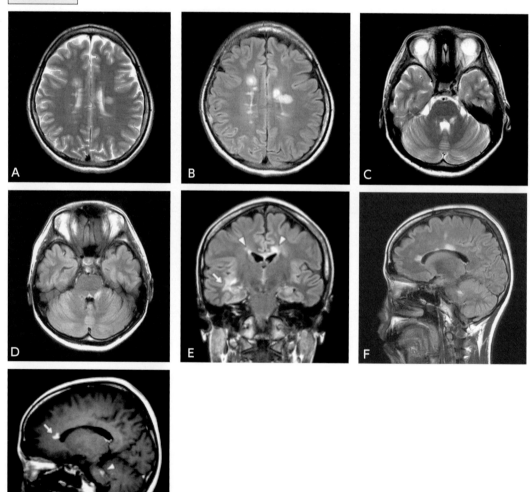

A：MRI T2WI 水平断像，頭頂レベル．
B：MRI FLAIR 水平断像，頭頂レベル．
　半卵円中心に側脳室壁と垂直方向に線状の高信号と，円形の高信号を認める．いわゆる ovoid lesion と呼ばれる所見を呈している．

C：MRI T2WI 水平断像，脳幹レベル．
D：MRI FLAIR 水平断像，脳幹レベル．
　左側の中小脳脚近傍に高信号を認める．

E：MRI FLAIR，冠状断像．
　右側の中側頭回の皮質下白質には，脳回の翻転に沿う高信号を認め，isolated U-fiber lesion を呈している（矢印）．両側の側脳室周囲には上述の ovoid lesion を認める（矢頭）．

F：MRI FLAIR，矢状断像．
　脳梁内を側脳室と垂直方向に延びる高信号を認める．Callosal-septal interface lesion と呼ばれる多発性硬化症に特異的な所見と考えられる．
　左側の中小脳脚近傍の病変が，高信号を呈している．

G：MRI 造影 T1WI，矢状断像．
　脳梁膝部の病変は造影されている（矢印）．
　左側の中小脳脚近傍の病変は，リング状に造影されているが一部が途切れ，いわゆる open-ring sign を呈している（矢頭）．

血液髄液検査　Oligoclonal IgG Bands

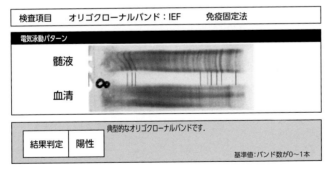

多発性硬化症と診断し，メチルプレドニゾロン点滴，グラチラマー酢酸塩皮下注の治療を開始した．

128 Ⅱ 脱髄・変性

第10病日

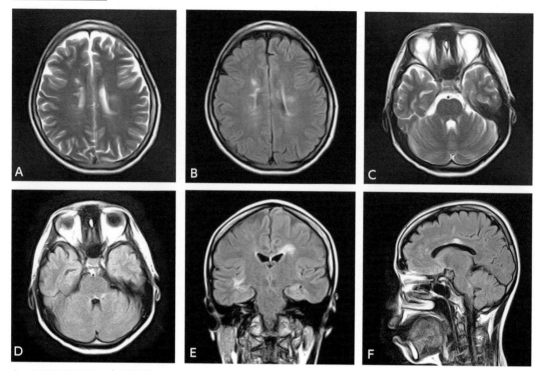

A：MRI T2WI，水平断像．
B：MRI FLAIR，水平断像．
　　円形の病変，線状の病変ともに残存しているが不明瞭化している．
C：MRI T2WI，水平断像．
D：MRI FLAIR，水平断像．
　　左側の中小脳脚の高信号域は縮小している．
E：MRI FLAIR，冠状断像．
　　右側の中側頭回の病変，側脳室周囲の病変ともにやや不明瞭化している．
F：MRI FLAIR，矢状断像．
　　脳梁膝部の病変，中小脳脚の病変は目立たなくなっている．

4ヵ月後

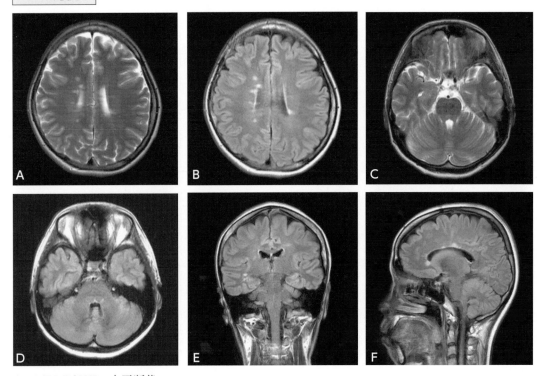

A：MRI T2WI，水平断像．
B：MRI FLAIR，水平断像．
　円形の病変は消失，線状の高信号病変がわずかに残存している．
C：MRI T2WI，水平断像．
D：MRI FLAIR，水平断像．
　左側の中小脳脚の病変は，さらに不明瞭化している．
E：MRI FLAIR，冠状断像．
　右側の側頭葉，左側の脳室壁には，わずかな高信号を認める．
F：MRI FLAIR，矢状断像．
　脳梁膝部に高信号が再び出現している．中小脳脚近傍の病変は消失している．

7ヵ月後

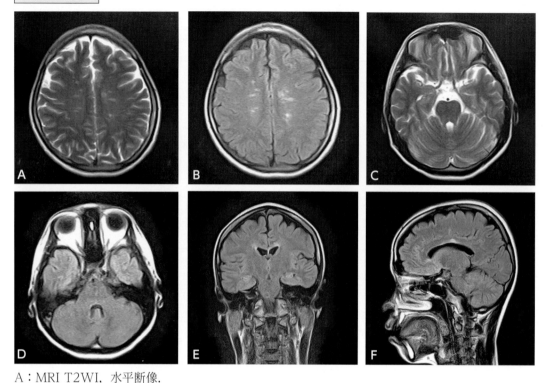

A：MRI T2WI，水平断像．
B：MRI FLAIR，水平断像．
 脳室壁の ovoid lesion は，さらに不明瞭化している．
C：MRI T2WI，水平断像．
D：MRI FLAIR，水平断像．
 左側の中小脳脚の病変は消失している．
E：MRI FLAIR，冠状断像．
 右側の側頭葉の isolated U-fiber lesion，側脳室に接する ovoid lesion ともに不明瞭化している．
F：MRI FLAIR，矢状断像．
 再発した脳梁膝部の高信号は低下，脳梁膨大部の高信号は淡く残存している．

表 1　多発性硬化症診断基準

McDonald 診断基準（2010 年版）

臨床像	診断に必要な追加事項
2 回以上の増悪と 2 個以上の臨床的他覚的病巣 （1 回の増悪でも病歴で増悪を示唆するものがあればよい）	なし[*1]
2 回以上の増悪と 1 個の臨床的他覚的病巣	MRI による「空間的多発性 (DIS)」の証明（表2）または 他の病巣に由来する臨床的増悪
1 回の増悪と 2 個以上の臨床的他覚的病巣	MRI による「時間的多発性 (DIT)」の証明（表3）または 2 回目の臨床的増悪
1 回の増悪と 1 個の臨床的他覚的病巣 (clinically isolated syndrome：CIS)	MRI による「空間的多発性 (DIS)」の証明（表2）または ほかの病巣に由来する臨床的増悪 および MRI による「時間的多発性 (DIT)」の証明（表3）または 2 回目の臨床的増悪
MS を示唆する進行性の増悪（一次進行型）	1 年間の進行性の増悪．そして以下のうちの二つ ・特徴的な領域（脳室周囲，皮質直下，テント下）の少な 　くとも 1 領域に一つ以上の T2 病変[*2] ・脊髄に二つ以上の T2 病変[*2] ・脳脊髄液所見陽性[*3]

表 2. 空間的多発性 (dissemination in space：DIS) の証明
下記のいずれかを満たせば証明される
1. 異なる病巣による二つの臨床症状
2. MRI において特徴的な領域（脳室周囲，皮質直下，テント下，脊髄）の 2 領域以上に一つ以上の無症候性の T2 病変[*2]

表 3. 時間的多発性 (dissemination in time：DIT) の証明
下記のいずれかを満たせば証明される
1. 1 ヵ月以上の間隔を置いた二つの臨床症状
2. ある時点の MRI と比較して再検した MRI で新たな T2 病変の確認[*2]
3. ある時点の MRI で二つ以上の T2 病変があり，一つ以上の造影病変と一つ以上の非造影病変

*1：多発性硬化症と診断するためには他の疾患を完全に否定し，すべての所見が多発性硬化症に矛盾しないものでなければならない．
*2：造影効果の有無は問わない．
*3：脳脊髄液所見陽性とは，等電点電気泳動法によるオリゴクローナルバンドあるいは免疫グロブリン G(IgG) index 高値をいう．

（Polman CH, Reingold SC, et al: Diagnostic criteria for multiple sclerosis: 2010 revisions to the McDonald criteria. Ann Neurol 69: 292-302, 2011. より抜粋）

参考文献
1) 崔朝理，三木幸雄：CT/MRI による診断的有用性, 脱髄疾患の画像診断．日常診療にすぐに役立つ CT/MRI の基礎と活用法－中枢神経系疾患－日獨医報．59:55-72, 2014.
2) Polman CH, Reingold SC, et al: Diagnostic criteria for multiple sclerosis: 2010 revisions to the McDonald criteria. Ann Neurol 69:292-302, 2011.
3) 多発性硬化症治療ガイドライン作成委員会編：多発性硬化症治療ガイドライン 2010. 医学書院, 2010.

Wernicke 脳症

年齢性別：90代，男性．
主　訴：意識障害．
既往歴：高血圧症で内服治療中．
現病歴：起床時から意識レベル低下を認め，発語がなく，家族が救急車を要請し搬入となる．
現　症：意識レベルⅡ-30/JCS．失語症，皮質症状は認めない．

搬入時

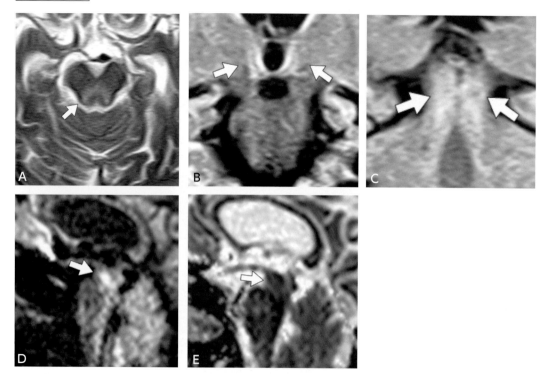

A：MRI T2WI，水平断像．中脳，乳頭体下に高信号を認める（矢印）．
B：MRI FLAIR，冠状断像 第三脳室レベル．
C：MRI FLAIR，冠状断像 中脳水道レベル．
　　第三脳室周囲，中脳水道周囲に，両側性に高信号を認める（矢印）．
D：MRI DWI，矢状断像．中脳の高信号を認める（矢印）．
E：MRI ADC map，矢状断像．DWIの高信号部は低信号域である（矢印）．

中脳の高信号を認め，拡散強調像で高信号である．梗塞とすれば回旋枝などの血管支配では説明が難しく，第三脳室周囲，中脳水道周囲，乳頭体下に両側性に存在している．患者は大酒家で，ビタミン B1 23 ng/mL と低値で，臨床的に Wernicke 脳症と診断された．ビタミン B 群含有製剤の点滴治療を開始した．

第 9 病日

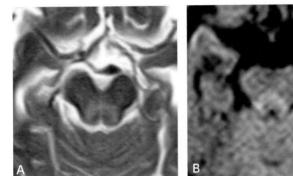
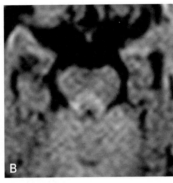
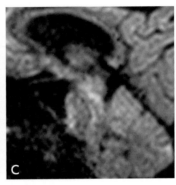

A：MRI T2WI，水平断像．高信号域は搬入時と比べ，わずかに広がっている．
B：MRI DWI，水平断像．高信号は搬入時と比較して目立たなくなっている．
C：MRI DWI，矢状断像．水平断像同様に高信号は目立たなくなっている．

経過

第 18 病日の時点で，意識障害は改善，ビタミン B1 は 85 ng/dL へ改善した．

5ヵ月後

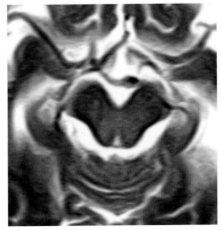

MRI T2WI，水平断像．高信号は淡く不明瞭化．中脳背側でわずかな萎縮を呈している．

Wernicke 脳症

　ビタミン B_1（チアミン）の欠乏によって起きる脳症である．臨床的に栄養失調，眼球運動障害，小脳失調，意識障害あるいは認知機能障害のうち，二つ以上を満たせば本疾患と診断される．画像上の特徴としては，T2WI や FLAIR で，中脳水道周囲，第四脳室底，視床内側，乳頭体に，両側性の高信号を呈する．

　拡散強調像では，急性期の病態を反映した高信号を呈することがあるが，呈さないこともある．慢性期には，乳頭体の萎縮，第三脳室，中脳水道拡大を呈する．

参考文献

1) Caine D, et al: Operational criteria for the classification of chronic alcoholics: identification of Wernicke's encephalopathy. J Neurol Neurosurg Psychiatry 62:51-60, 1997.

2) 前田正幸：Wernicke 脳症「これだけおさえれば大丈夫 1 画像診断の勘ドコロ」．メジカルビュー社，2006.

亜急性連合性脊髄変性症

年齢性別：80代，女性．

主　訴：四肢のしびれ．

既往歴：上部消化管手術の既往があるが，詳細は不明．

現病歴：四肢のしびれを自覚し，来院．

現　症：四肢遠位優位の感覚障害，両側深部腱反射の亢進，Romberg徴候陽性．

初診時

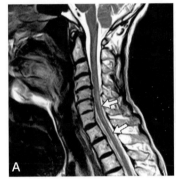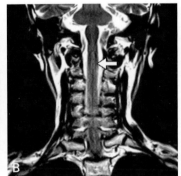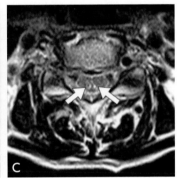

A：MRI T2WI，矢状断像．脊髄背部に，頭尾方向に連続する高信号を認める（矢印）．
B：MRI T2WI，冠状断像．高信号は左右両側に認める（矢印）．
C：MRI T2WI，水平断像．脊髄の後索に高信号を認め，ハの字を呈している（矢印）．

経過

　上部消化管手術の既往があり，採血結果は，表1に示すとおり，大球性貧血を呈している．続いて計測したVB_{12}は低値であった．巨赤芽球性貧血（悪性貧血）の存在と，MRI所見から，亜急性連合性脊髄変性症と診断し，VB_{12}製剤筋注投与を開始した．

　第28病日の採血結果は，表2のとおり大球性貧血の改善を認めるが，神経症状の改善は認めなかった．2ヵ月後，感覚障害は深部覚低下は中程度まで改善を認めた．

表1

来院時採血結果		施設基準値
RBC	268万/mm³	(380〜480)
HgB	9.8 g/dl	(11.5〜14.9)
MCV	113.4 fl	(85.0〜100.0)
MCH	36.6 pg	(27.0〜34.0)
MCHC	32.2 %	(31.0〜35.0)
VB₁₂	127 pg/ml	(233〜914)
葉酸	25.0 ng/ml	(2.4〜9.8)

表2

第28病日採血結果	
MCV	99.7 fl
MCH	31.6 pg
MCHC	31.7 %
VB₁₂	661 pg/ml

2ヵ月後

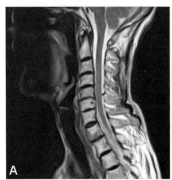
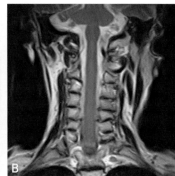
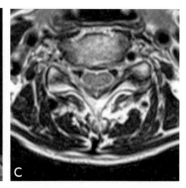

A：MRI T2WI，矢状断像．来院時MRIで認めた高信号は消失している．
B：MRI T2WI，冠状断像．同様に高信号は消失している．
C：MRI T2WI，水平断像．ハの字状の高信号は消失している．

亜急性連合性脊髄変性症

　VB₁₂欠乏症による症候として，胃切除後などに，悪性貧血（巨赤芽球性貧血）を背景に発症する疾患である．脊髄では，側索，後索の障害が特徴的とされている．
　後索，側索のミエリン鞘の亜急性・連合性の変性が認められ，MRIではT2WIで高信号を認める．

参考文献
Yamada K, Shrier DA, Tanaka H, Numaguchi Y: A case of subacute combined degeneration: MRI findings. Neuroradiology 40:398-400, 1998.

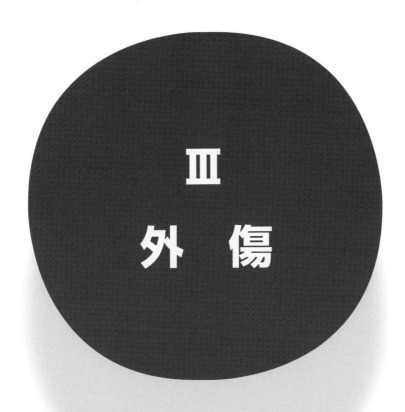

急性硬膜外血腫 1

年齢性別：40代，男性．
主　訴：転倒，頭痛．
既往歴：特記すべき事項なし．
現病歴：飲酒後，自己転倒する．目撃者が救急車を要請し搬入となる．
現　症：酩酊状態であったが，意識障害や神経学的異常を認めない．
　　　　意識レベル GCS 15．

搬入時　受傷 25 分後

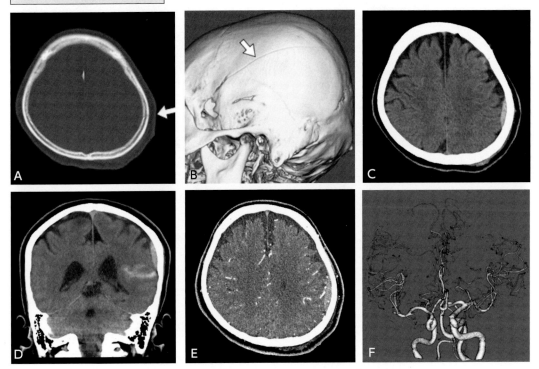

A：CT，骨条件の水平断像．左側の頭頂骨に線状骨折を認める（矢印）．
B：CT，頭蓋骨 VR 像．骨折線は，左側の蝶形骨縁からはじまり，頭頂骨を斜めに走行している（矢印）．
C：CT，水平断像．左側の頭頂部，頭蓋骨内板下に 5mm 厚の血腫を認める．薄い血腫であり，凸レンズ状か三日月状かの判断が難しいが，骨折線の直下に局在し，硬膜外血腫の可能性も疑う所見である．
D：CT，冠状断像．上述の血腫とくも膜下出血を認める．
E：3D-CTA，VR 像．左側の中大脳動脈やウイリス動脈輪に動脈瘤を認めない．くも膜下出血は，脳動脈瘤破裂ではなく，外傷性のくも膜下出血が疑われる．

経過

転倒，頭部打撲による頭蓋骨の線状骨折と，CTで三日月形とも，凸レンズ形とも判断が難しいが，骨折線の直下に血腫を認め，さらに外傷性を疑うくも膜下出血を認めた．厳重な経過観察を行っていたところ，約2時間後，嘔吐と意識レベル低下を認め，CT再検査を実施した．

受傷2時間50分後

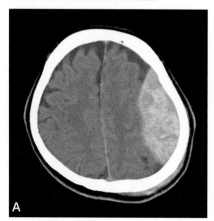 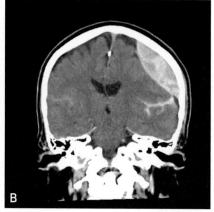

A：CT，水平断像．血腫は両凸形を呈し，3cmの厚さへ増大している．血腫は，冠状縫合の後方，人字縫合の前方に存在し，縫合線を超えていない．

B：CT，冠状断像．血腫の圧排により大脳鎌下構造の右側への偏位を認める．血腫の下部は鱗状縫合を超えていない．脳実質内の損傷は明らかではない．受傷部の反対の右側にも，くも膜下出血を認める．

経過

神経所見の悪化，血腫の急激な増大を認める．緊急に開頭血腫除去術が行われた．

術後CT

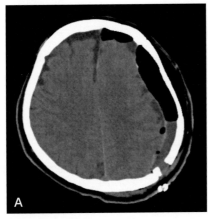
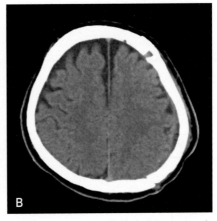

A：CT, 開頭血腫除去後. 両凸レンズ状の血腫は除去され, 術後変化としての気頭症, 液貯留を認める.
B：CT, 48日後. 気頭症, 液貯留は消失している. 左側の硬膜のわずかな肥厚を認める. 大脳鎌の偏位は改善, 左側の脳溝描出も認める. また, 外傷性くも膜下出血は消退している.

急性硬膜外血腫

中硬膜動脈や, 静脈洞の破綻により, 頭蓋骨と硬膜の間に発生する血腫であり, 交通事故, 転落転倒が原因の9割を占める.

中硬膜動脈が走行する側頭部, 頭頂部の発生が多いが, 線状骨折や陥没骨折を認めない症例も1割程度存在する.

血腫が多い場合, 神経症状が進行性に悪化する場合, 出血速度の速い血腫の急激な増大を呈する場合には, 可及的早期に開頭血腫除去が必要である. 手術機会を逸しないために, 繰り返しCT撮影での評価が求められる（表）.

合併する脳損傷が高度で, 脳幹反応消失例では積極的治療の対象外となる.

表 急性硬膜外血腫の手術適応

① 厚さ1〜2cm以上の血腫, または20〜30ml以上の血腫（後頭蓋窩は15〜20ml以上）や合併血腫の存在時には原則として行うことが勧められる.
② 切痕ヘルニアの所見がある場合, 神経症状が進行性に悪化する場合は緊急手術を行うことが勧められる（特に, 受傷後24時間以内の経時的観察とrepeat CTが必要である）.
③ 神経症状がない場合は厳重な監視下に保存的治療を行うことを考慮してもよい.

（重症頭部外傷治療・管理のガイドライン作成委員会編集：重症頭部外傷治療・管理のガイドライン第3版, 医学書院, 2016.より抜粋）

急性硬膜外血腫 2

年齢性別：80代，女性．
主　訴：転倒，意識障害．
既往歴：高血圧にて内服治療中．
現病歴：自転車で転倒する．目撃者が救急車を要請し搬入となる．
現　症：意識レベル GCS 12(E3 V4 M5)．順行性の健忘を認める．

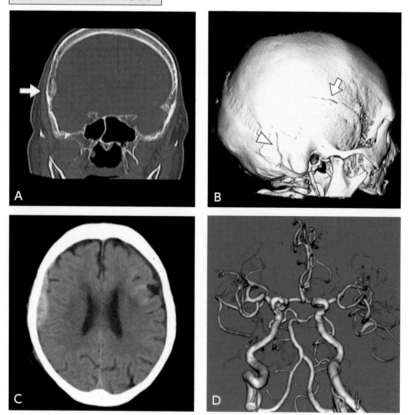

A：CT，骨条件冠状断像．右側の側頭部に線状骨折を認める．
B：CT，頭蓋骨VR像．冠状縫合に始まり，右側の頭頂骨を横走する骨折線（矢印）と，右側の側頭骨後部で，縦走する骨折線（矢頭）を認める．
C：CT，水平断像．右側の前頭部の頭蓋骨内板下に，1cm厚の，両凸状の血腫を認める．反対側の左側の前頭部には，少量のくも膜下出血を認める．
D：3D-CTA VR像．3D-CTAでは，動脈瘤を認めない．転倒の現場が目撃されており，患者本人が転倒後の頭痛出現を訴えており，くも膜下出血が先行した頭部打撲ではなく，外傷性のくも膜下出血と考えられた．

経過

その後，意識レベルの急激な低下を認め，CT再検査を実施した．

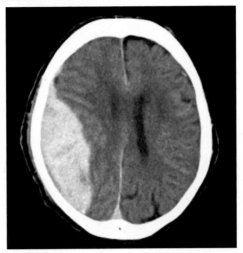

受傷1時間50分後

右側の前頭部頭頂部の血腫は増大し，厚い部分が4cmの両凸形を呈している．右側の側脳室は圧排され閉鎖し，帯状回の左側への偏位を認める．脳実質の挫傷は明らかには認めない．

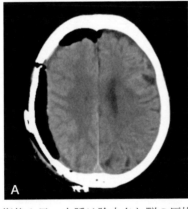 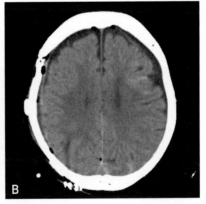

術後CT

A：CT，術後1日．血腫は除去され脳の圧排は軽減，術後変化としての気頭症を認める．
B：CT，術後3日．気頭症は軽減し，右側の脳溝の描出を認める．左側のくも膜下出血はわずかに残存している．

参考文献
重症頭部外傷治療・管理のガイドライン作成委員会編集：重症頭部外傷治療・管理のガイドライン第3版．医学書院，2016．

急性硬膜下血腫

年齢性別：80代，男性．
主　訴：転倒，頭部打撲．
既往歴：高血圧症で内服治療中．
現病歴：自宅トイレで自己転倒する．隣人に助けを求め，救急車を要請して搬入となる．
現　症：意識レベル GCS 14(E4 V4 M6)．頭痛を訴える．神経学的異常を認めない．

搬入時（受傷30分後）

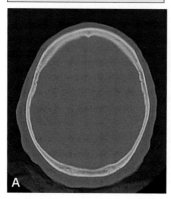
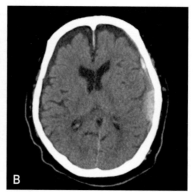

A：CT，骨条件水平断像．骨折を認めない．
B：CT，水平断像．左側の前頭部，頭頂部に1cm強の厚さの血腫を認める．

受傷63分後

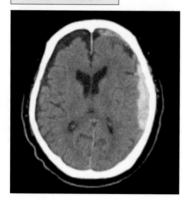

CT．左側の前頭蓋窩にも，血腫が出現している．
搬入時から認めた，左側の硬膜下血腫は，高吸収域が明瞭化し，厚くなっている．
血腫は三日月形を呈している．

経過

急性硬膜下血腫の診断のもと，厳重な経過観察を行った．約7時間後，意識レベルは GCS 13(E3 V4 M6) へ低下，右片麻痺（MMT 上肢 4/5，下肢 3/5）が出現したことから，CT再検査を行った．

7時間後

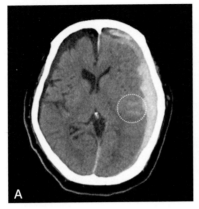
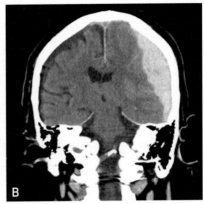

A：CT，水平断像．
B：CT，冠状断像．
左側の前頭部，側頭部，頭頂部に連続する高吸収の血腫を認め，搬入時および63分後撮影のCTと比較して増大している．血腫直下の脳実質には，脳挫傷と考えられる高吸収域を認めた（A ○印）．急性硬膜下血腫の出血源が疑われる．血腫は，骨縫合を超えて左側の頭蓋骨内板下に広範に存在，また大脳鎌下ヘルニアを呈している．

経過

緊急に開頭血腫除去術が実施された．

術後2日　　　　　　　術後9日

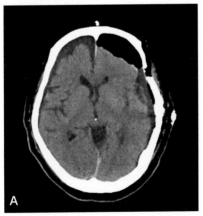
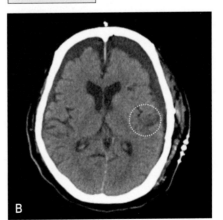

A：CT．硬膜下血腫は認めず，術後変化としての気頭症を認める．
B：CT．気頭症は消失，左側の脳溝描出が改善している．脳挫傷部は低吸収域を呈している（○印）．

146 Ⅲ 外　傷

急性硬膜下血腫

　頭部外傷を主な原因として，脳挫傷や，脳表面の血管である架橋静脈などの損傷により，硬膜下に血腫を生じる疾患である．急性硬膜外血腫とは，表1のような相違がある．手術適応の判断では画像所見が重要である（表2）．

　なお，慢性硬膜下血腫は，同じ硬膜下に血腫が貯留するが，急性硬膜下血腫とは臨床的に異なる病態である．

表1　急性硬膜外血腫 急性硬膜下血腫の相違

	急性硬膜外血腫	急性硬膜下血腫
形状	両凸形（凸レンズ状） 三日月形のこともある	三日月形 両凸形のこともある
骨折	9割で存在	少ない
局在	縫合線を超えないことが多い	片側半球に広がることが多い
出血源	中硬膜動脈 静脈洞 板間情脈	脳挫傷 架橋静脈

（重症頭部外傷治療・管理のガイドライン作成委員会編集：重症頭部外傷治療・管理のガイドライン第3版，医学書院，2016.より抜粋）

表2　急性硬膜下血腫の手術適応

① 血腫の厚さが1cm以上の場合，意識障害を呈し正中偏位が5mm以上ある場合．

② 明らかなmass effectがあるもの，血腫による神経症状を呈する場合．

③ 当初意識レベルがよくても神経症状が急速に進行する場合．

④ 脳幹機能が完全に停止し，長時間経過したものは，通常，勧められない．

（重症頭部外傷治療・管理のガイドライン作成委員会編集：重症頭部外傷治療・管理のガイドライン第3版，医学書院，2016.より抜粋）

参考文献
重症頭部外傷治療・管理のガイドライン作成委員会編集：重症頭部外傷治療・管理のガイドライン第3版．医学書院，2016.

脳挫傷 1　　反衝損傷

年齢性別：60代，男性．
主　訴：頭部打撲．
既往歴：特記すべき事項なし．
現病歴：後方へ転倒し頭部を打撲する．1分間ほど意識がなく，救急車を要請し搬入となる．
現　症：病院到着時には意識レベル 清明．神経学的な異常を認めない．

CTの変化

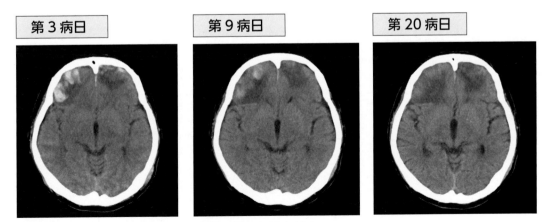

後頭部の頭蓋骨上に血腫を認める（矢印）．
打撲部の対角線上の，両側の前頭部に，薄く硬膜下血腫を認め（矢頭），時間経過とともに明瞭化している．

亜急性期には血腫は消退し，脳挫傷部の低吸収域を認める．

148 Ⅲ 外 傷

頭部外傷の画像診断

　頭部外傷の診療においては，X線CTは極めて重要な位置づけとなっている．

　CTは，軽症例では，GCS 14点未満の場合などは必須であり，GCS 15点でも，一過性の意識消失あるいは健忘症がある場合には，CT検査が勧められる．

　中等症・重症例においては，画像検査は診療上さらに重要な位置づけとなっている．

　推奨される頭部外傷の画像診断（中等症・重症）表に示す．

表　頭部外傷の画像診断（中等症・重症）

総論

頭部外傷急性期の初期診療で第一選択とする画像診断法はCT (computed tomography) である．

(1) 中等度・重症例における頭部の画像診断では，最初にCT検査を行うことが勧められる．

(2) 必要に応じて，頭部単純X線撮影，MRI，SPECT (single photo emission tomography)，PET (positron emission tomography)，脳血管撮影 (digital subtraction angiography: DSA) を行うことを考慮してもよい．

各論（検査時期による各検査法の適応）

A　初期診療

(1) 初回はCTはprimary survey終了後のsecondary surveyのなかで行うことが勧められる．

(2) prinary surveyで"切迫するD"と判断された症例は，バイタルサインの安定を確認後，secondary surveyの最初にCTを行うことが勧められる．

　　　　　切迫するD：① GCS ≦ 8（重症）

　　　　　　　　　　　② GCS9 ～ 13の症例で2以上のGCS合計点の低下，または脳ヘルニア徴候（瞳孔不同，片麻痺，またはCushing現象）の出現を認めた場合．

B　初期診療以降

(1) 初回CT検査後の再検査は，初回CTから数時間後に行うことを考慮してもよい．

(2) 初回CT検査後に，頭部単純X線撮影，CT angiography (CTA)，MRI，MR angiography (MRA)，DSA，SPECT，PET等を行うことを考慮してもよい．

(3) 広範性脳損傷（びまん性脳損傷，diffuse brain injury）や脳幹・脳深部病変の診断のためにMRIを行うことを考慮してもよい．

(4) 非偶発的頭部外傷が疑われる乳幼児例では，MRI，頭部単純X線撮影を行うことを考慮してもよい．

（重症頭部外傷治療・管理のガイドライン作成委員会編集：重症頭部外傷治療・管理のガイドライン第3版，医学書院，2016．より抜粋）

脳挫傷 2　　直撃損傷

年齢性別：40代，女性．
主　訴：交通事故．
既往歴：特記すべき事項なし．
現病歴：自転車運転中，車に衝突され前頭部打撲する．
現　症：意識レベル 清明，神経学的異常を認めない．

CTの経過

搬入時
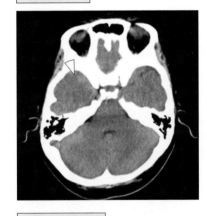

6時間後
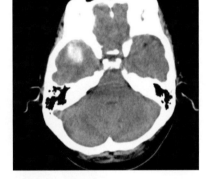

第7病日
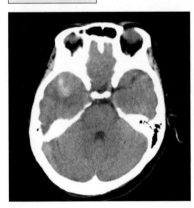

第17病日
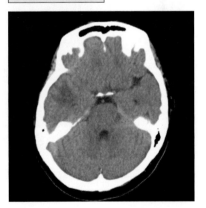

右側頭葉に脳挫傷に伴う出血を認める．6時間後明瞭化，第7病日に消退傾向を示している．

参考文献
1) 重症頭部外傷治療・管理のガイドライン作成委員会編集：重症頭部外傷治療・管理のガイドライン第3版．医学書院，2016．
2) 小林直紀：CTの臨床，神経放射線学Ⅰ．朝倉書店，1979．

脳脂肪塞栓症 1

年齢性別：20代，男性．
主　訴：交通事故による右下腿開放骨折，呼吸障害，意識障害，けいれん．
既往歴：特記すべき事項なし．
現病歴：二輪車運転中，普通乗用車と正面衝突し受傷．近医へ搬送され，右下腿開放骨折の診断のもと受傷部の一時縫合を実施されていたが，12時間後より呼吸障害，意識障害，けいれんが出現し，紹介，搬入となる．
現　症：受傷48時間後の意識レベルⅢ-100/JCS，胸部単純X線写真で両側肺野の斑状の濃度上昇，眼瞼結膜には点状出血を認めた．

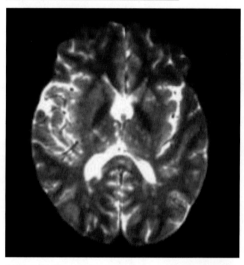

MRI T2WI．左側の被殻，両側の視床に，点状の高信号を多数認める．

経過

　多発する高信号域は，穿通枝梗塞や動脈硬化を反映した血管周囲腔拡大の可能性はあるが20代の若年者であり，骨折，呼吸障害，眼瞼結膜の点状出血などの所見から，脳脂肪塞栓を疑う所見と考えられた．呼吸管理，循環管理を行い，第14病日には，意識レベルはI-1/JCSまで回復した．

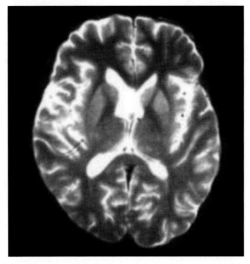

MRI T2WI. 両側の視床に高信号域を淡く認めるが，受傷48時間後MRIで認めた多発する高信号は認めない．両側の側脳室の拡大、脳溝開大を認める．

脳脂肪塞栓症

　脂肪塞栓症候群は，何らかの原因で脂肪が循環血液内に入り，微小循環に塞栓を生じさせる重篤な疾患である．長管骨の骨折後などに，潜伏期を経て発症し，点状出血，呼吸器症状，中枢神経症状などを主症状とする．中枢神経症状を呈する脳脂肪塞栓症は，手術時の脂肪組織の混入や，卵円孔開存における発症が剖検により報告されてきたが，MRIの供用以降，非侵襲的に小さな病変が検出可能となりこれらは脳梗塞に準じた所見を呈する．慢性期には脳萎縮を呈する．

脳脂肪塞栓症 2

年齢性別：20代，男性．
主　訴：交通事故による左側の大腿骨開放骨折，呼吸障害，意識障害．
既往歴：特記すべき事項なし．
現病歴：二輪車運転中に受傷し搬入．大腿骨開放骨折で手術待機していたが，24時間後より呼吸障害が出現，48時間後より意識障害が出現した．
現　症：受傷48時間後の意識レベルはⅡ-30/JCS．胸部単純X線写真で，両側肺野に斑状の濃度上昇を認めた．

搬入時（受傷3日後）

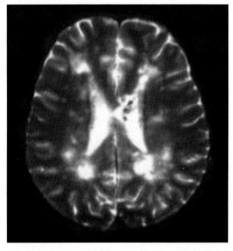

MRI T2WI．両側の放線冠，脳室周囲白質に点状，斑状の高信号を認める．

脳脂肪塞栓症の診断のもと，呼吸管理，循環管理を実施した．3週間後時点で，意識レベルは清明となった．

6ヵ月後

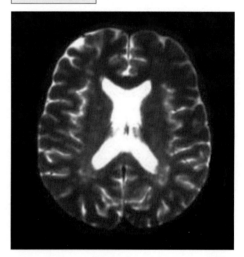

MRI T2WI．搬入時に認めた，点状，斑状の濃度上昇は消失している．脳室拡大を認める．

参考文献
縄田昌浩：脳脂肪塞栓症のMRI所見．3症例における経時的MRIによる検討．交通医学 59:129-134, 2005.

脳脊髄液漏出症 1　　硬膜下血腫出現例

年齢性別：40代，女性．

主　訴：頭痛．

既往歴：特記事項なし．

現病歴：夜勤を終えた頃から頭痛が出現，さらに増強することから翌日，受診する．

現　症：後頭部の拍動性頭痛を認める．起立で増強，臥位で改善する．髄膜刺激症状を認めない．

初診時（頭痛出現の翌日）

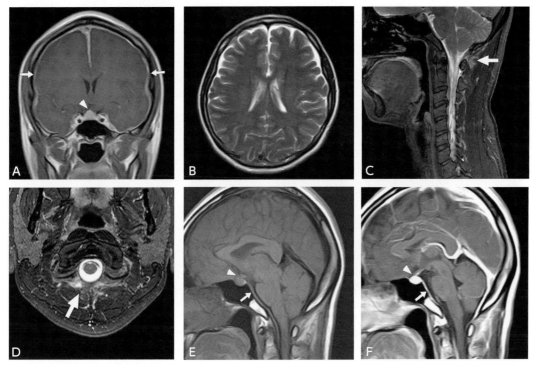

A：MRI 造影 T1WI，冠状断像．髄膜の全周性の肥厚を認める（矢印）．下垂体前葉の突出を認める（矢頭）．
B：MRI T2WI，水平断像．脳実質内の異常は認めない．
C：MRI T2WI 脂肪抑制，矢状断像．上部頸椎レベル背側に髄液漏出を認める（矢印）．
D：MRI T2WI 脂肪抑制，水平断像．液貯留は脊椎管と接して背側に認める．
E：MRI T1WI 矢状断像．斜台背側の静脈叢の拡張を認める（矢印）．下垂体前葉の腫大を認める（矢頭）．
F：MRI T1WI 造影矢状断像．静脈叢（矢印），下垂体前葉腫大（矢頭）は，造影効果を認める．

経過

髄膜炎の除外診断のために、腰椎穿刺が行われていた．髄液所見は，初圧 56 mmH$_2$O，透明，細胞数 2，髄液糖 55，TP 49.0 であり，低髄圧症候群の診断のもと，補液など内科的治療を開始した．第 14 病日に頭痛の増強があり，MRI 再検査を実施した．

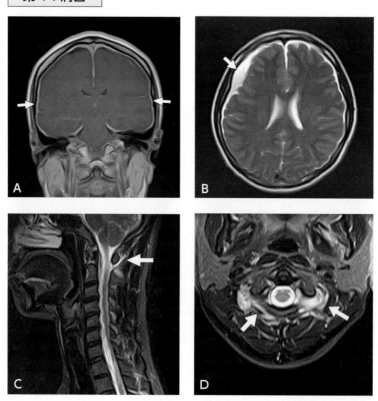

A：MRI 造影 T1WI，冠状断像．初診時 MRI と同様に，全周性の硬膜肥厚を認める（矢印）．
B：MRI T2WI，水平断像．右側の前頭部に，硬膜下血腫大が出現している（矢印）．
C：MRI T2WI 脂肪抑制，矢状断像．頸椎レベル背側に，くも膜下腔と連続する髄液漏出を認める（矢印）．
D：MRI T2WI 脂肪抑制，水平断像．髄液漏出は初診時と比べて増加している（矢印）．

髄液漏出所見が増悪し，右側の前頭部に硬膜下血腫が出現している．同日ブラッドパッチを実施，L2/3 レベルから静脈血 27 ml を注入した．

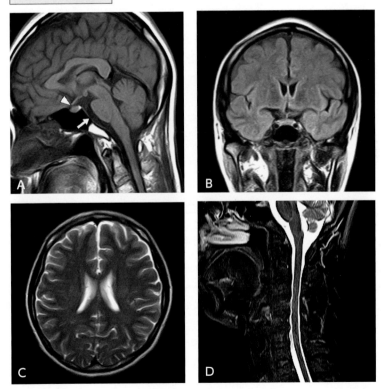

A：MRI T2WI. 右側の前頭部の硬膜下血腫は低信号化し，デオキシヘモグロビン期と推測される．第14病日MRIは高信号であったことから，同日頃に硬膜下血腫が生じたと推測される．
B：MRI T2WI. 硬膜下血腫は薄くなり，辺縁にヘモジデリンを示す低信号を認める．

A：MRI T1WI，矢状断像．斜台背側の脳底静脈叢の拡張は消失している（矢印）．下垂体の突出が改善している（矢頭）．
B：MRI FLAIR，冠状断像．硬膜肥厚を認めない．
C：MRI T2W，水平断像．右前頭部の硬膜下血腫は消失している．
D：MRI T2WI 脂肪抑制像，矢状断像．髄液漏出を認めない．

脳脊髄液漏出症（低髄液圧症）

脳脊髄液腔から脳脊髄液が持続的ないし断続的に漏出することによって脳脊髄液が減少し，頭痛，頸部痛，めまい，耳鳴り，視機能障害，倦怠などさまざまな症状を呈する疾患である．

「脳脊髄液減少症」という病名が普及しつつあるが，脳脊髄液の量を臨床的に定量できる方法は存在しない．「低髄液圧」「脳脊髄液漏出」「RI 循環不全」を診断できるにすぎない．脳脊髄液減少症の疾患概念は，図 1 のようになる．

本邦では，2007 年，脳脊髄液減少症ガイドライン 2007（脳脊髄液減少症研究会ガイドライン作成委員会）が策定されていたが，本ガイドラインは診断面で，体位変化による症状が必須でないことや，臨床症状と画像診断に解釈の相違などの問題が指摘されていた．参考までに，ガイドラインにおける画像診断基準を表 1 に示す．

その後，「厚生労働省脳脊髄液減少症の診断・治療法の確立に関する研究」班において，過去の文献を検討，脳脊髄液減少症の臨床概念を検証した．診断のための画像所見の検討が行われ，画像診断基準が日本脳神経外科学会など 8 学会の了承，承認をうけて策定された．策定された画像診断基準を表 2 に示す．

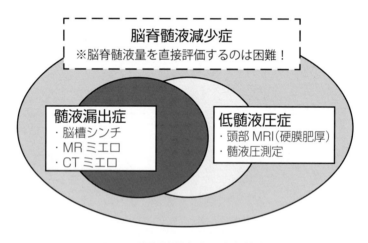

図 1　脳脊髄減少症の疾患概念

表1 低髄圧症の画像判定基準

＊脳脊髄液漏出症と低髄液圧症は密接に関係しており，低髄液症の診断は脳髄液
漏出症診断の補助診断として有用である.

『強疑』所見

脳 MRI びまん性の硬膜造影所見： 硬膜に両側対称性にびまん性かつ連続性に
造影効果と硬膜の肥厚を認める.

『参考』所見. 複数の『参考』があった場合は低髄液圧症の『疑』所見とする.

硬膜下水腫：硬膜とくも膜間に液体貯留を認める.

硬膜外静脈叢の拡張：斜台あるいは上位頸椎背側の静脈叢が拡張する.

その他の脳 MRI 所見

小脳扁桃の下垂，脳幹の扁平化，下垂体前葉の腫大（上に凸）等.

(脳脊髄液減少症研究会ガイドライン作成委員会：脳脊髄液減少症ガイドライン 2007. より抜粋)

表2 脳脊髄液漏出症の画像診断基準

脳脊髄液漏出症の画像診断

・脳脊髄液漏出の『確定』所見があれば，脳脊髄液漏出症『確定』とする.
・脳脊髄液漏出の『確実』所見があれば，脳脊髄液漏出症『確実』とする.
・脳槽シンチグラフィーと脊髄 MRI/MR ミエログラフィーにおいて，同じ部位に『強疑』所見
と『強疑』所見，あるいは『強疑』所見と『疑』所見の組み合わせが得られた場合，脳脊髄
液漏出症『確実』とする.
・脳槽シンチグラフィーと脊髄 MRI/MR ミエログラフィーにおいて，同じ部位に『疑』所見と
『疑』所見，あるいは一方も検査のみ『強疑』，『疑』所見が得られた場合，脳脊髄液漏出症『疑』
とする.

『確定』所見

CT ミエログラフィー：くも膜下腔と連続する硬膜外造影剤漏出所見.

『確実』所見

CT ミエログラフィー：穿刺部位と連続しない硬膜外造影剤漏出所見.
脊髄 MRI/MR ミエログラフィー：くも膜下腔と連続し造影されない硬膜外水信号病変.
脳槽シンチグラフィー：片側限局性 RI 異常集積＋脳脊髄液循環不全.

『強疑』所見

脊髄 MRI/MR ミエログラフィー：① 造影されない硬膜外水信号病変.
② くも膜下腔と連続する硬膜外水信号病変.
脳槽シンチグラフィー：① 片側限局性 RI 異常集積.
② 非対称性 RI 異常集 or 頸～胸部における対称性の集積.
＋脳脊髄液循環不全

『疑』所見

脊髄 MRI/MR ミエログラフィー：硬膜外水信号病変.
脳槽シンチグラフィー：① 非対称性 RI 異常集積.
② 頸～胸部における対称性の集積.

(平成 22 年度厚生労働科学研究費補助金障害者対策総合研究授業（神経・筋疾患分野）脳脊髄液減少症の
診断・治療法の確立に関する研究班中間報告. より抜粋)

脳脊髄液漏出症 2　保存的治療で軽快例

年齢性別：40代，女性．
主　訴：頭痛．
既往歴：特記すべき事項なし．
現病歴：10日前，頭痛が突発，改善しないため来院する．
現　症：頭位変更に伴う頭痛誘発，両側後頸部に，持続性，左右対称の頭痛．臥位で軽減．

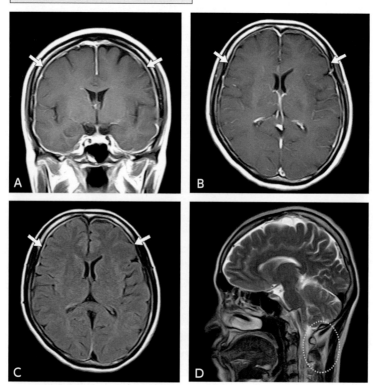

初診時（頭痛発症13日目）

A：MRI 造影 T1WI, 冠状断像．
B：MRI 造影 T1WI, 水平断像．
C：MRI FLAIR, 水平断像．いずれの撮影でも，全周性に肥厚する髄膜（硬膜）を認める（矢印）．
D：MRI T2WI 矢状断像．上部頸椎レベル背側に，くも膜下腔と連続する髄液の漏出を認める（○印）．

経過

髄液漏出症『強疑』の診断のもと，内科的治療をはじめた．

第25病日

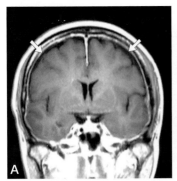
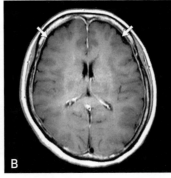
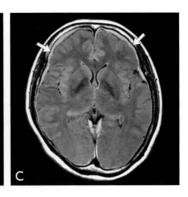

A：MRI 造影 T1WI，冠状断像．
B：MRI 造影 T1WI，水平断像．
初診時 MRI 同様，全周性の髄膜肥厚を認め，その内側の硬膜下の髄液腔開大を認める（矢印）．
C：MRI FLAIR，水平断像．両側の前頭部に，淡く高信号の硬膜下血腫を認める（矢印）．

11ヵ月後

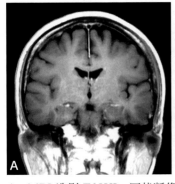
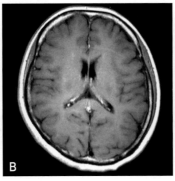
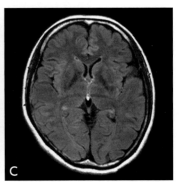

A：MRI 造影 T1WI，冠状断像．
B：MRI 造影 T1WI，水平断像．髄膜の肥厚は消失している．また硬膜下の開大も消失している．
C：MRI FLAIR，水平断像．硬膜下血腫は消失している．

脳脊髄液漏出症 3　外傷による発症例

年齢性別：60代，男性．
主　訴：頭痛．
既往歴：2ヵ月前，バイク運転中に自己転倒し，頭部打撲，鎖骨骨折などの受傷をする．
現病歴：頭痛が出現，増強することから来院となる．
現　症：立位で増強する頸部痛を認める．

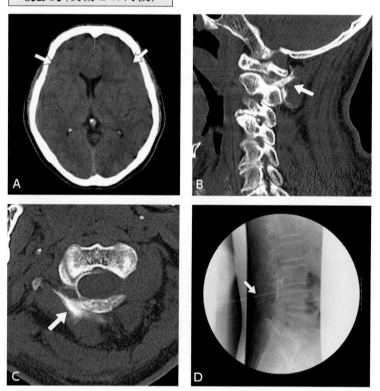

初診時（受傷2ヵ月後）

A：CT．左側優位に，両側の前頭部に硬膜下血腫を認める（矢印）．
B：CTミエログラフィー，矢状断像．C2レベル背側に，くも膜腔と連続する，造影剤の流出を認める（矢印）．
C：CTミエログラフィー，水平断像．造影剤の流出（髄液漏出）は，右側優位に認められる（矢印）．
　脳脊髄液漏出症『確定』症例と考えられた．
　ブラッドパッチ治療が実施された．
D：腰部単純X線写真．ブラッドパッチ中（矢印），30 mlの注入を行った．

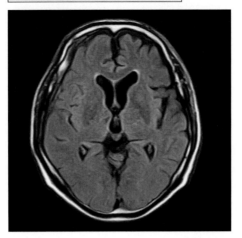

1ヵ月後（受傷3ヵ月後）

MRI FLAIR，水平断像，3ヵ月後．硬膜下血腫は消失している．

参考文献
1) 脳脊髄液減少症研究会ガイドライン作成委員会：脳脊髄液減少症ガイドライン 2007．
2) 平成 22 年度厚生労働科学研究費補助金障害者対策総合研究事業（神経・筋疾患分野）．脳脊髄液減少症の診断・治療法の確立に関する研究班 中間報告．

IV
腫瘍・その他

脳海綿状血管腫 1

年齢性別：60代，男性．
主　訴：左下肢脱力．
既往歴：17年前，脳出血で手術を受け，海綿状血管腫の病理診断を受けていた．
現病歴：左足のピクツキを自覚し，来院する．
現　症：左下肢に30秒程度のけいれんが頻回に発生．麻痺は認めない．そのほかの脳神経系，四肢に異常を認めない．

初診時（海綿状血管腫摘出17年後）

頭頂レベル

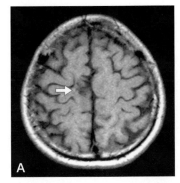 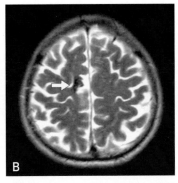 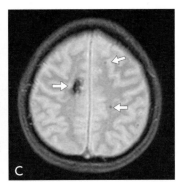

A：MRI T1WI．右側の前頭葉皮質下白質に，術後の瘢痕，萎縮を認める（矢印）．
B：MRI T2WI．同部は低信号を呈し，出血変化の慢性期所見を呈している（矢印）．
C：MRI T2*WI．右側の病変と，その他にも低信号を散見し，海綿状血管腫を疑う（矢印）．

島レベル

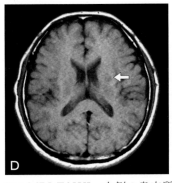 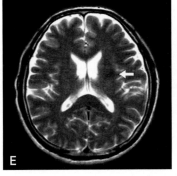 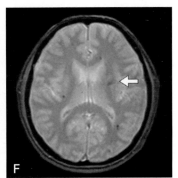

D：MRI T1WI．左側の島皮質下に，淡く低信号を認める（矢印）．
E：MRI T2WI．同部に淡く低信号を認める（矢印）．
F：MRI T2*WI．T2WI同様に左側の島皮質に低信号を認める（矢印）．そのほか点状の低信号を散見する．

4年後

頭頂レベル

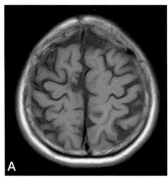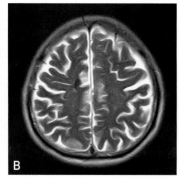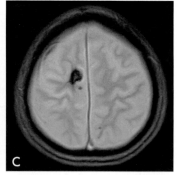

A：MRI T1WI．右側の前頭葉内側の術後部分に結節の出現を認める．
B：MRI T2WI．結節は，内部は高信号，辺縁が低信号を示す．
C：MRI T2*WI．全体が低信号で，経過観察中に出血変化が生じたことを示す．

島レベル

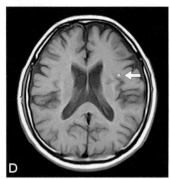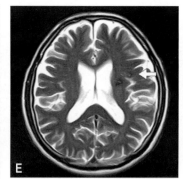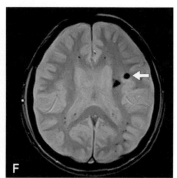

D：MRI T1WI．左側の anterior limiting sulcus 近傍の前頭葉ないし弁蓋部の皮質下白質に，点状の高信号を認める（矢印）．
E：MRI T2WI．病変は辺縁低信号，内部高信号を呈し（矢印），Sylvius 裂を挟んだ島皮質下にも同様の病変を認める．
F：MRI T2*WI．上述の病変は低信号（矢印），その他に小さな低信号の病変を散見する．

8年後

頭頂レベル

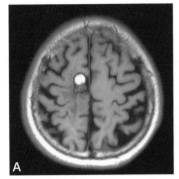 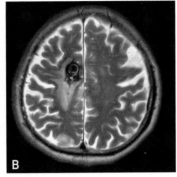 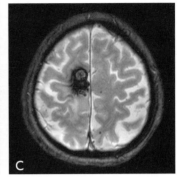

A：MRI T1WI. 高信号の結節が出現している.
B：MRI T2WI. 結節の中心と辺縁が低信号で, acute and chronic hemorrhage or calcification による mulberry-like lesion の存在を示唆する.
C：MRI T2*WI. Gradient-echo 撮影の特性から, より広範囲が低信号を呈している.

島レベル

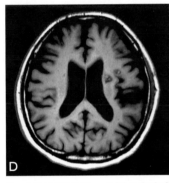 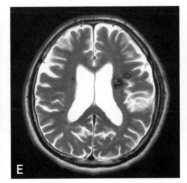 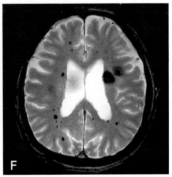

D：MRI T1WI. 左側の島皮質下, 弁蓋部のいずれの病変も増大を認める.
E：MRI T2WI. 中心部分には高信号を認め, 辺縁部は低信号が明瞭, ヘモジデリンの低信号を伴う.
F：MRI T2*WI. 低信号病変は, 大小あわせて10個以上に増多している.

脳海綿状血管腫

　近時, MRIの普及で無症候性に発見されることも多くなってきた脳血管奇形であり, 近年, 遺伝子レベルでの発生メカニズムの解明がされつつある. 血管奇形であるが血流は乏しく, 血管造影では造影されないか, 造影剤持続注入でわずかに染まる程度である. 脳幹部の病変や出血発症では, 再出血の危険が高く治療適応となることがあるが, 多くは経過観察がされる. 家族性発症では, 病変の多発, 増加が報告されている.

脳海綿状血管腫 2

家族性発症 10年追跡例

年齢性別：40代，男性．

主　訴：特記すべき事項なし．

現病歴：家族性に海綿状血管腫の発症があり，確認のためMRI検査を実施した．

MRI T2*WI の変化

初診時

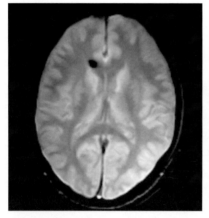 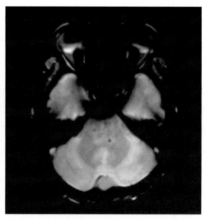

右側の側脳室前角周囲の深部白質と，橋に小さな病変を認める．

5年後

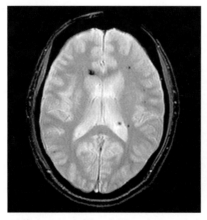 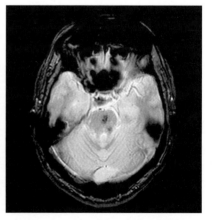

天幕上では左側の大脳に小さな病変が出現している．橋の病変が増大している．

10 年後

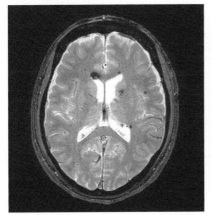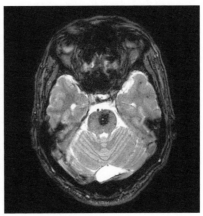

天幕上の病変は増多している．橋病変には出血変化を認める．

脳海綿状血管腫 3

**家族性発症
7年5ヵ月追跡例**

年齢性別：60代，男性．
主　訴：特記すべき事項なし．
現病歴：家族性の海綿状血管腫を指摘されていた．

MRI T2*WI の変化

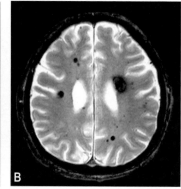
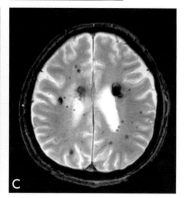

A：左側の放線冠に1cm大の病変を，そのほか微小な低信号を6個認める．
B：左側の放線冠の病変は増大している．そのほか小さな病変は増多，増大している．
C：脳梁近傍に，やや大きな病変が出現，そのほか小さな病変が，さらに増多している．

参考文献
1) 日本脳卒中学会脳卒中ガイドライン委員会編集：脳卒中治療ガイドライン 2015. 協和企画, 2015.
2) 徳永浩司, 伊達　勲：頭部に発生する海綿状血管腫および静脈性血管腫の臨床. BRAIN and NERVE 63:17-25, 2011.

脳腫瘍増大

髄膜腫 MIB-1 高値例

年齢性別：60代，男性．
主　訴：特記すべき事項なし．
既往歴：交通事故の既往があり，後頭部に手術所見を認める．高血圧症で内服治療中．
現病歴：頭部ルーチン MRI で髄膜腫を発見された．
現　症：神経学的な異常を認めない．

初診時

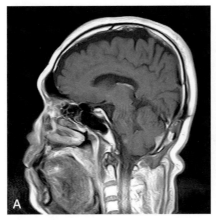 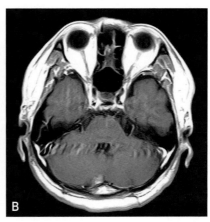

A：MRI 造影 T1WI，矢状断像．
B：MRI 造影 T1WI，水平断像．
後頭蓋窩，内後頭隆起直下に 5 mm 大の髄膜腫を認める．

1年6ヵ月後

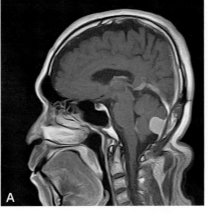 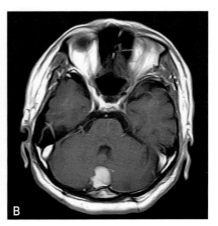

A：MRI 造影 T1WI，矢状断像．
B：MRI 造影 T1WI，水平断像．
髄膜腫は増大し，小脳，小脳虫部を圧排している．

172 Ⅳ 腫瘍・その他

2年後

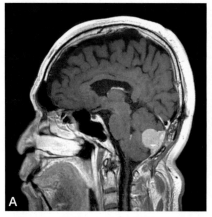
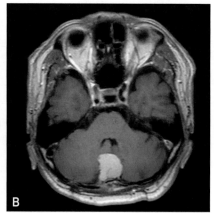

A：MRI 造影 T1WI, 矢状断像.
B：MRI 造影 T1WI, 水平断像.
病変はさらに増大, 硬膜に接する dural tail 状の部分の肥厚を認める.

経過

開頭摘出術を実施. 病理診断は Fibrous meningioma, MIB-1 5%（n=1041）であった.

脳腫瘍と MIB-1

病理組織切片の免疫染色における MIB-1 抗体陽性核の率, MIB-1 index は, 病変の増殖能との関連が注目されている. 髄膜腫では, MIB-1 index が 3％を超える病変は増殖率が高く, 密な経過観察が求められる.

参考文献
大宅宗一, 福島雄大, Joung H. Lee, 他：良性腫瘍, 髄膜腫治療のエビデンス. 脳神経外科ジャーナル 25:654-659, 2016.

脳腫瘍縮小 / 聴神経腫瘍（前庭神経鞘腫）

年齢性別：40代，男性．
主　訴：左側の聴力低下．
既往歴：前医で左側の聴神経腫瘍の診断を受けていた．紹介を受け，定期的なMRI撮影を行っていた．

初診時

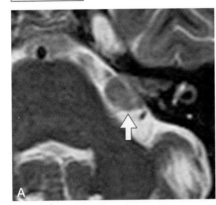 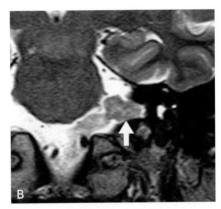

A：MRI T2WI，水平断像．左側の内耳孔の拡大を認め，小脳橋角槽に，長径11mmのコンマ型とも称される病変を認める（矢印）．
B：MRI T2WI，冠状断像．左側の内耳孔から小脳橋角槽に連続する病変を認める（矢印）．

4年後

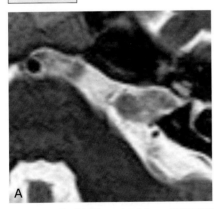 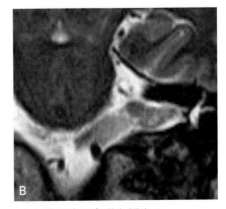

A：MRI T2WI，水平断像．内耳孔の病変周囲に，くも膜下腔の出現を認める．
B：MRI T2WI，冠状断像．水平断像と同様に，病変の周囲にくも膜下腔を認める．

7年後

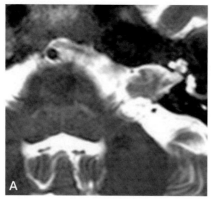 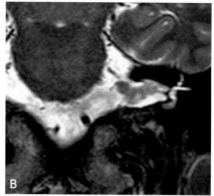

A：MRI T2WI，水平断像．結節の辺縁部の形態が乱れ，病変は縮小している．
B：MRI T2WI，冠状断像．病変の縮小，周囲のくも膜下腔の拡大が進行している．

8年後

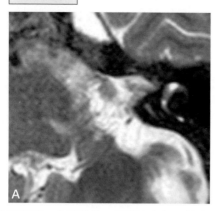 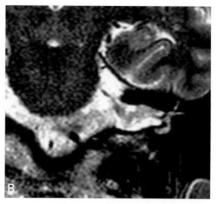

A：MRI T2WI，水平断像．病変はさらに縮小し，もはやコンマ型の形態をなしていない．
B：MRI T2WI，冠状断像．拡大した内耳孔内で，肥厚した神経の蛇行，くも膜下腔拡大がさらに目立っている．

聴神経腫瘍（前庭神経鞘腫）

聴神経腫瘍腫瘍は，経過観察中に，2割程度の病変は縮小することが報告されている．病変が大きく神経症状を呈する場合は，外科的摘出術が第一選択であるが，無症候性の小さな病変では，経過観察や定位的放射線治療が選択される．

参考文献
1) 甲村英二：聴神経腫瘍の自然歴と治療選択．脳神経外科ジャーナル 14:756-760, 2005.
2) Walsh RM, et al: The role of conservative management of vestibular schwannomas. Clin Otolaryngol Allied Sci 25:28-39, 2000.

ガンマナイフ治療 1　聴神経腫瘍（前庭神経鞘腫）

年齢性別：50代，男性．

主　訴：左側の難聴．

現病歴：前医で左側の聴神経腫瘍を指摘されていた．経過観察で増大傾向を示し，定位的放射線治療の目的で受診となる．

初診時

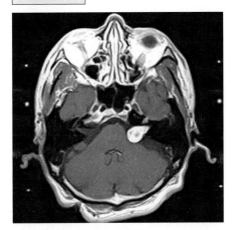

MRI 造影 T1WI．左側の小脳橋角槽に，コンマ型の強く造影される 15mm 大の腫瘍を認める．中心線量 12 Gy の定位的照射を行った．

4ヵ月後

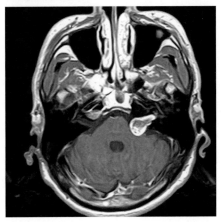

MRI 造影 T1WI．腫瘍の内部に造影不良部分が出現，病変全体はわずかに増大している．

176 Ⅳ 腫瘍・その他

1年6ヵ月後

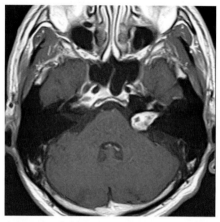

MRI 造影 T1WI. 内部の造影不良部分は縮小し, 13.2mm 大に縮小している.

2年6ヵ月後

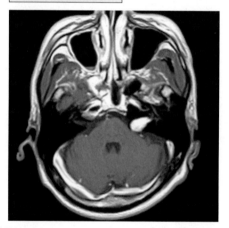

MRI 造影 T1WI. 11mm 大へ, さらに縮小している.

聴神経腫瘍のガンマナイフ治療

　3cm 大程度までの聴神経腫瘍の多くは, 外科手術に代わって定位的放射線治療による治療が選択されることが多い. 良好な腫瘍コントロール成績と, 低い顔面神経麻痺合併症が報告されている. 照射後, 一時的に腫瘍が増大することがあり留意が必要である. 腫瘍は数年の経過を経て縮小するが, 再増大にも留意が必要である.

ガンマナイフ治療 2　聴神経腫瘍（前庭神経鞘腫）

年齢性別：50代，男性．
主　訴：左側の難聴．
現病歴：前医で左側の聴神経の診断を受けていた．定位的放射線治療の目的で受診となる．

初診時

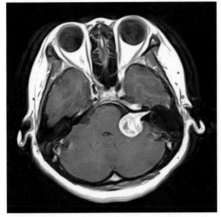

MRI造影T1WI．左側の小脳橋角槽に，19.6mm大の腫瘍を認める．中心線量24Gyで定位的放射線治療を実施した．

1年11ヵ月後

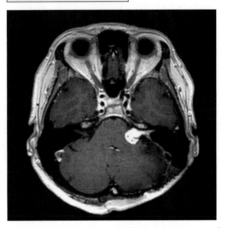

MRI造影T1WI．腫瘍は，12.7mm大へ著明に縮小している．

参考文献
Sawamura Y, Shirato H, Sakamoto T, et al: Management of vestibular schwannoma by fractionated stereotactic radiotherapy and associated cerebrospinal fluid malabsorption. J Neurosurg 99:685-692, 2003.

ガンマナイフ治療 3　　脳動静脈奇形

年齢性別：10代，女性．
主　訴：左側の上下肢の一過性脱力．
既往歴：特記すべき事項なし．
現病歴：4年前から1ヵ月に1回程度発生．
現　症：神経学的な異常を認めない．

初診時

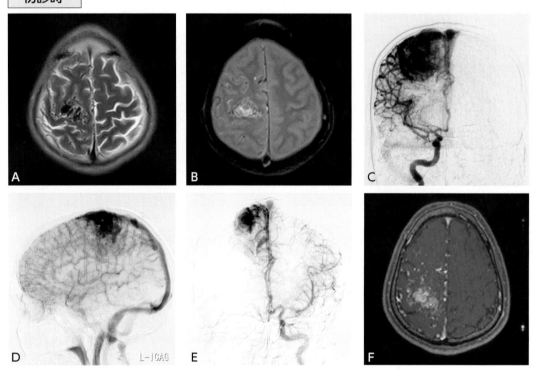

A：MRI T2WI，水平断像．右側の前頭部から頭頂部の，皮質下白質に，Spetzler-Martin grade 4（size 2, drainer 1, eloquent 1）の，脳動静脈奇形を認める．
B：MRI T2*WI，水平断像．出血既往を認めない．
C：DSA 右内頸動脈造影 intermediate phase，前後像．
D：DSA 右内頸動脈造影 intermediate phase，側面像．右側の後前頭部から頭頂部にかけて，前大脳動脈皮質枝および，中大脳動脈皮質枝の terminal segment から feeding される nidus を認める．詳細な検討では7本の流入動脈を認めた．大きな短絡を反映し，intermediate phase にもかかわらず上矢状静脈洞は濃染，頸静脈まで描出されている．
E：DSA 左内頸動脈造影 late arterial phase，前後像．病変の血流を反映し，前交通動脈を介した血流で右側の前大脳動脈が濃染している．
F：MRA 元画像．脳動静脈奇形を認める．

経過 17Gy の定位的放射線治療を，2 回実施した．

11 ヵ月後

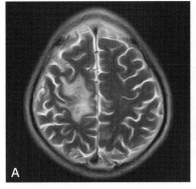
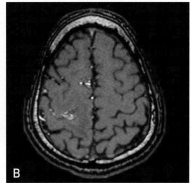

A：MRI T2WI，水平断像．病変部の flow void は目立たなくなっている．病変部は，淡く高信号を呈し，gliosis や放射線治療による壊死を疑う．
B：MRA 元画像．異常血管は減少している．

1 年 8 ヵ月後

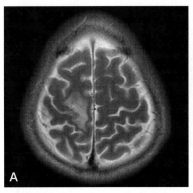
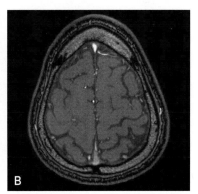

A：MRI T2WI，水平断像．高信号の領域は限局化している．
B：MRA 元画像．異常血管は点状に，わずかに残存するのみで，拡張した皮静脈は消失している．

2 年 4 ヵ月後

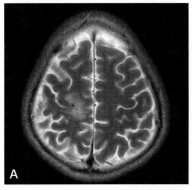
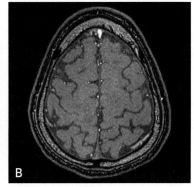

A：MRI T2WI，水平断像．高信号域は，さらに限局化している．
B：MRA 元画像．異常血管を認めない．

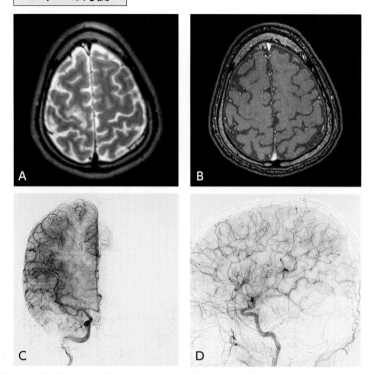

A：MRI T2WI，水平断像．高信号域は，さらに縮小している．
B：MRA 元画像．異常血管を認めない．
C：DSA 右内頸動脈造影 intermediate phase，前後像．
D：DSA 右内頸動脈造影 intermediate phase，側面像．
脳動静脈奇形の nidus，上矢状静脈洞への早期の導出を認めない．初診時 DSA と比較して，右側の前大脳動脈の血管径が細くなり，血流低下の反映を疑う．病変部では，淡い毛細血管床の造影が欠損している．

脳動静脈奇形のガンマナイフ治療

　脳動静脈奇形の治療には，外科手術による摘出術，定位的放射線治療，血管内手術による血管塞栓術がある．Spetzler-Martin grade が 3 までの症例では，外科治療が行われる事が多い．定位的放射線治療は非侵襲的な治療が可能であるが，病変の閉塞までに時間を要する．4 年間の経過観察では 80％近い症例で完全閉塞が得られるとされている．脳動静脈奇形自体の変化とともに，放射線壊死や出血合併症の発症への留意も必要である．

参考文献
1) 芹澤　徹，樋口佳則，永野　修，他：脳動静脈奇形と硬膜脳動静脈瘻に対する定位放射線治療の役割．脳神経外科ジャーナル 22:917-926, 2013.
2) 日本脳卒中学会脳卒中ガイドライン委員会編集：脳卒中治療ガイドライン 2015．協和企画，2015.

ガンマナイフ治療 4　　海綿状血管腫

年齢性別：50代，男性．
主　訴：巧緻運動障害．
既往歴：35歳時，経蝶形骨洞経由で下垂体腺腫摘出術を実施．
現病歴：下垂体腺腫摘出後，定期的な経過観察を行っていた．キーボードの打ちにくさが出現し，前医のMRIで異常を認め紹介となる．
現　症：右手の巧緻運動障害を認める．麻痺，感覚障害を認めない．

初診時（下垂体腺腫術後15年）

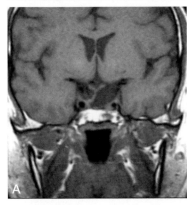
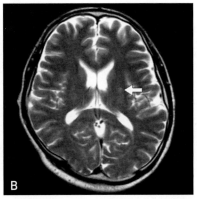

A：MRI T1WI．術後変化としての鞍上部の形態異常を認める．脳実質内に異常を認めない．
B：MRI T2WI．左側の被殻に，ごく小さく点状の高信号を認める（矢印）．この時点では，穿通枝梗塞や血管周囲腔拡大と判断した．

2年1ヵ月後

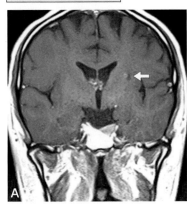
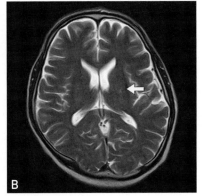

A：MRI T1WI．左側の被殻に，点状の高信号と低信号を認める（矢印）．
B：MRI T2WI．同部の高信号は前回と著変を認めない（矢印）．

4年4ヵ月後

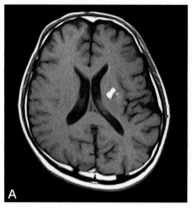
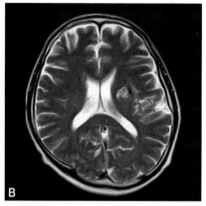

A：MRI T1WI. 左側の被殻に，高信号の結節病変を認める．
B：MRI T2WI. 内部は高信号，辺縁部が低信号の病変が出現している．
　　病変は 15mm 大．

6年7ヵ月後

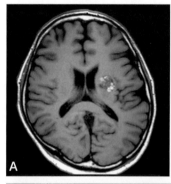
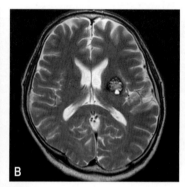
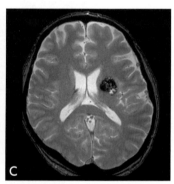

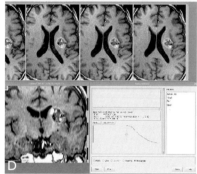

A：MRI T1WI. 病変は高信号，低信号の混在を示す．
B：MRI T2WI. 中心部分は高信号の多房性の構造を呈し，辺縁部は低信号である．21mm 大へ増大している．
C：MRI T2*WI. Gradient-echo 撮影のため，T1WI，T2WI より広い範囲で異常を示している．

MRI の所見は，いわゆる mixed intensity core, hypointense rim 所見を呈し，海綿状血管腫の所見を呈している．病変の増大，部位，出血の合併から，ガンマナイフによる定位放射線治療を実施した．

D：治療計画画面．病変部線量 28Gy の照射を行った．

6年10ヵ月後(ガンマナイフ治療3ヵ月後)

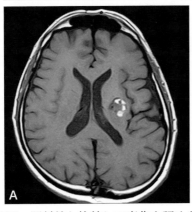 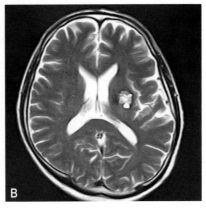

A：MRI T1WI. 照射前と比較して変化を認めない.
B：MRI T2WI. 中心部が, やや高信号を呈し, 慢性期の血腫に近い像である.

7年11ヵ月後(ガンマナイフ治療1年1ヵ月後)

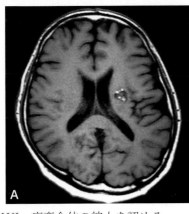 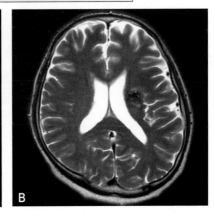

A：MRI T1WI. 病変全体の縮小を認める.
B：MRI T2WI. 病変の高信号は消失, 全体が低信号で, やや縮小を認める. 辺縁にわずかな高信号を認め放射線障害を疑う.

海綿状血管腫のガンマナイフ治療

　脳幹部や機能局在から手術困難部や, 出血例では, ガンマナイフ定位放射線治療により出血の危険の減少が期待できるが, 放射線障害の発生に留意が必要である.

参考文献
木田義久編：ガンマナイフの臨床. メディカ出版, 2008.

下垂体卒中

年齢性別：30代，男性．
主　訴：頭痛
既往歴：特記すべき事項なし．
現病歴：突然の頭痛を自覚し，来院となる．
現　症：意識レベル 清明．神経学的な異常を認めない．

> 来院時

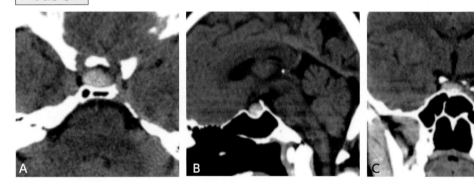

A：CT，水平断像．
B：CT，矢状断像．
C：CT，冠状断像．下垂体の前葉は高吸収域を呈している．下垂体柄は正中に位置している．

> 20日後

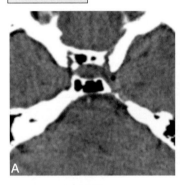 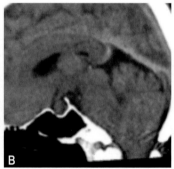 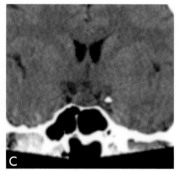

A：CT，水平断像．
B：CT，矢状断像．　下垂体前葉の高吸収域は消失，やや低吸収域を呈している．
C：CT，冠状断像．

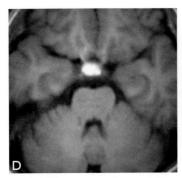 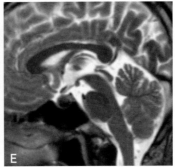

D：MRI T1WI，水平断像．下垂体は高信号を呈し，メトヘモグロビン期の信号と考えられる．下垂体後葉は，正常所見でT1WI高信号であるので，出血との鑑別はT1WIでは難しい．

E：MRI T2WI，矢状断像．下垂体の前葉は軽度腫大，低信号を呈し，赤血球細胞内メトヘモグロビン期と考えられる．

下垂体卒中

　下垂体に生じる出血である．下垂体腺腫や，ラトケのう胞への発症が多いとされているが，正常下垂体に発生することもある．突発する頭痛と，視神経や動眼神経圧排などによる視機能に関連した諸症状を呈する．視野欠損を呈するような血腫では，外科的な減圧術が選択される．神経所見に乏しい場合は，保存的に治療される．腺腫の合併の有無が重要な点となるが，形態的に腺腫と判断できない病変では，メトヘモグロビン期のT1WI高信号の消退を待って，造影検査を行うことになる．

参考文献

Sibal L, et al: Pituitary apoplexy: a review of clinical presentation, management and outcome in 45 cases. Pituitary 7:157-163, 2004.

けいれん発作後の拡散強調画像 1　症候性てんかん

年齢性別：60代, 女性.
主　訴：右片麻痺.
既往歴：左側の脳梗塞, てんかんの既往.
現病歴：携帯電話店で会話中, 突然の右側の片麻痺と, しゃべりにくさが出現. 救急車を要請され, 搬入となる.
現　症：意識レベル I-3/JCS, 右共同偏視, MMT 右上肢 1/5, 下肢 2/5.

搬入時

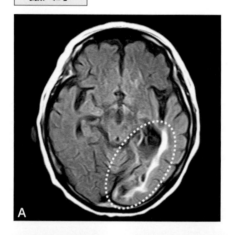

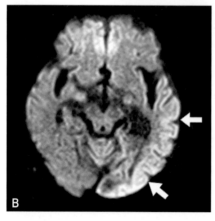
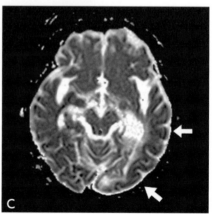

A：MRI FLAIR. 既往の脳梗塞部である, 左側の後頭葉と側頭葉, 後大脳動脈皮質枝領域と, 後側頭動脈の領域の梗塞, 脳萎縮を認める (○印).
B：MRI DWI. 左側の後頭葉, 側頭葉の皮質下白質, 深部白質に高信号を認める (矢印).
C：MRI ADC map. DWI の高信号部分は, 低信号を呈している (矢印).

経過

アレビアチン点滴を開始，搬入3時間20分の時点で，意識レベル改善，右片麻痺の改善を認めた．

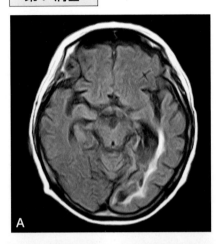

第7病日

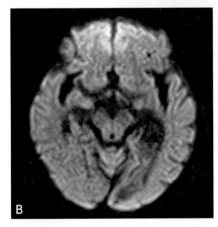
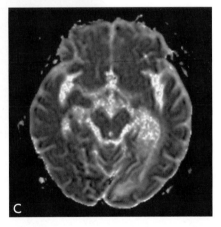

A：MRI FLAIR．搬入時のFLAIRと比較して，新たな病変の出現を認めない．
B：MRI DWI．搬入時に認めた高信号は消失している．
C：MRI ADC map．搬入時に認めた低信号は消失している．

けいれん発作のMRI

けいれん発作後，大脳皮質，海馬，視床，脳梁，小脳などに拡散強調像DWIで高信号を呈することがある．ADCは低信号，高信号いずれの場合もあるとされている．MRIの異常信号は軽症例では一過性であるが，重症例ではFLAIRにおいても不可逆性の異常を呈するとされている．診断は脳波検査によって行われ，MRIは，てんかん原生病変の評価や形態診断としてのエビデンスにとどまっている．

けいれん発作後の拡散強調画像 2　　てんかん

年齢性別：50代，男性．
主　訴：強直性けいれん．
既往歴：降圧薬2種類を持参していたことから高血圧の既往を疑う．持参薬には抗けいれん薬なし．
現病歴：海外からの旅行者．観光中に強直性けいれんを発症し，救急車を要請され，搬入となる．
現　症：意識レベル I-3/JCS，右共同偏視，搬入後，ジアゼパム注にて鎮静した．

搬入時

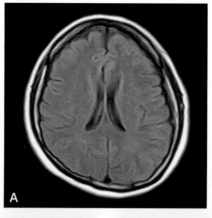
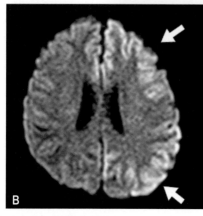
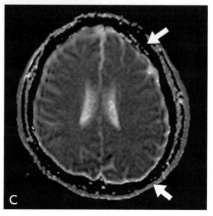

A：MRI FLAIR．異常を認めない．
B：MRI DWI．左側の大脳半球全体，右側の前頭部，後頭部の皮質，皮質下白質に高信号を認める．
C：MRI ADC map．DWIで高信号部分は，低信号を呈している．

20 時間後

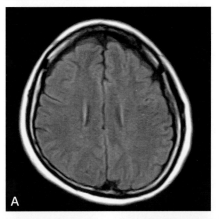

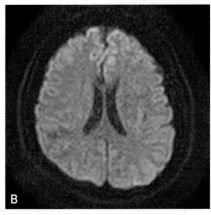 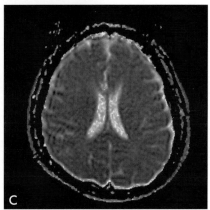

A：MRI FLAIR．病変の出現を認めない．
B：MRI DWI．搬入時に認めた高信号は消失している．
C：MRI ADC map．搬入時に認めた低信号は消失している．

参考文献
1) Milligan TA, et al: Frequency and patterns of MRI abnormalities due to status epilepticus. Seizure18:104-108, 2009.
2) 大江康子, 林　健, 内野　晃, 他：けいれん発作にともなう急性期 MRI 異常信号．脳卒中 36:247-254, 2014.
3) てんかん治療ガイドライン作成委員会編：てんかん治療ガイドライン 2010．医学書院，2010．

一過性全健忘

年齢性別：50代，男性．
主　訴：記憶障害．
既往歴：特記すべき事項なし．
現病歴：前日18時頃から同じことを何度も問いかえす．翌日，前日の記憶がないため受診．
現　症：前向性の記銘力障害を認める．意識は清明，麻痺なし，右利き．

初診時（神経症状発現20時間後）

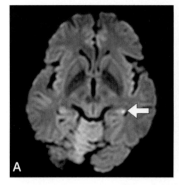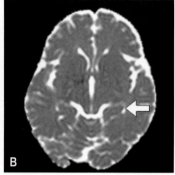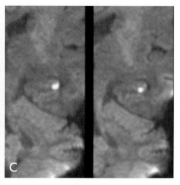

A：MRI DWI 5mm厚，水平断像．左側の海馬に点状の高信号を認める（矢印）．
B：ADC map 5mm厚，水平断像．DWIの高信号部分は，不明瞭ながらわずかに低信号である（矢印）．
C：MRI DWI 2mm厚，冠状断像．左側の海馬，アンモン角から海馬台にかけて高信号を認める．

海馬撮影シーケンス，Achieva 3T (Philips Medical Systems)，TR 3580ms，TE 80ms，slice thickeness 2mm，sloce gap 0mm，NEX 4

経過

臨床的に一過性全健忘と診断された．左側の海馬の高信号は，薄い2mm厚の撮影で明瞭である．

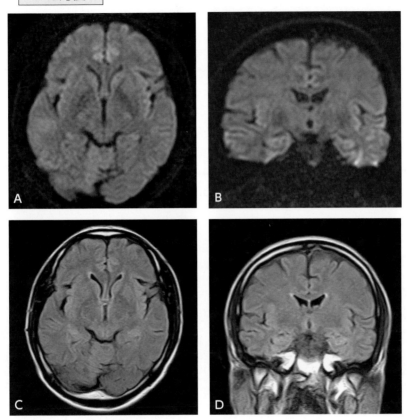

A：MRI DWI 水平断像.
B：MRI DWI 冠状断像.
C：MRI FLAIR 水平断像.
D：MRI FLAIR 冠状断像.

左側の海馬に梗塞などの異常を認めない.
DWIの異常信号は消失している.

一過性全健忘

　打撲や，てんかん発作などの誘因なく発症し，意識障害や高次脳機能障害は伴わない一過性の前向性の健忘である．MRIでは，急性期に海馬に一過性に異常信号を呈することがある．原因として，何らかの血流障害や鬱血を示唆する報告があるが，明確には不明である．

参考文献
Choi BS, Kim JH, et al: High-resolution diffusion-weighted imaging increases lesion detectability in patients with transient global amnesia. Am J of Neuroradiol 33:1771-1774, 2012.

可逆性脳血管攣縮症候群 1

年齢性別：50代，女性．
主　訴：頭痛．
既往歴：25歳から片頭痛の既往．
現病歴：10日前から嘔気を伴う強い頭痛で近医を受診．MRI，MRAで異常なしと説明されたが，頭痛が改善しないため来院となる．
現　症：発症1分以内にNRS（numerical rating scale）10/10に達する雷鳴様頭痛．

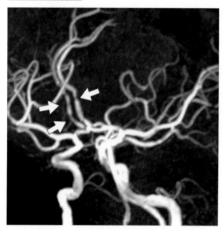

初診時

MRA．両側の前大脳動脈皮質枝近位部に，数珠状の血管径狭小化を認める（矢印）．

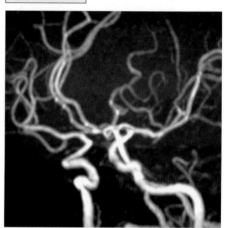

12週後

MRA．狭窄は消失している．

スマトリプタン皮下注で頭痛は著明に改善．ゾルミトリプタン，塩酸ロメリジン処方を行い，頭痛コントロールは良好に推移する．

可逆性脳血管攣縮症候群

　可逆性の攣縮所見で，動脈硬化性の狭窄とは異なり改善を呈する．片頭痛発症時に認める所見として知られている．背景として，産褥，片頭痛の既往，血管作動薬内服などがあり，画像上は，多発，分節状の狭窄を呈し，狭窄部は時間とともに近位部へ移動するとされている．脳内出血，脳梗塞，posterior reversible encephalopathy syndrome，一過性脳虚血発作などを合併することがある．

可逆性脳血管攣縮症候群 2　両側内頸動脈発症例

年齢性別：20代，女性．

主　訴：頭痛．

既往歴：特記すべき事項なし．

現病歴：3日前から，頭頂部後頭部を中心とした強度の頭痛が出現．

現　症：意識レベル清明，神経学的な異常を認めない．頭痛は反復持続性．

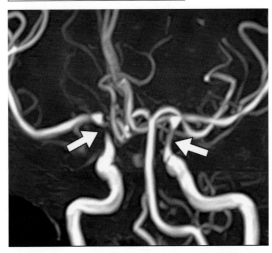

初診時（頭痛発症3日目）

MRA．右側の内頸動脈 supraclinoid portion で，MRA 信号が途絶し狭窄を疑う．左側の内頸動脈の supraclinoid portion では，右側より長い範囲で狭窄を認める（矢印）．

片頭痛の診断のもと，NSAIDs による対症療法，バルプロ酸ナトリウム内服を実施．頭痛の改善傾向を認める．

第6病日

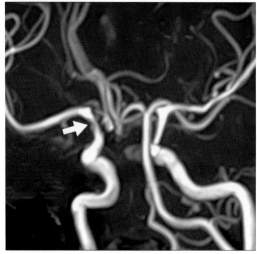

MRA. 右側の内頸動脈の狭窄は改善しているが残存（矢印），左側の内頸動脈．狭窄は改善している．

第28病日

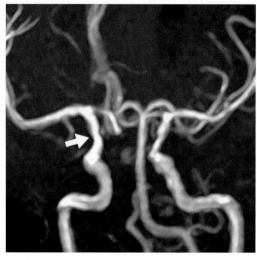

MRA. 右側の内頸動脈の狭窄は，さらに改善しているが，狭窄部位は近位へ移動している．

可逆性脳血管攣縮症候群 3

中大脳動脈発症 一過性脳虚血発作発症例

年齢性別：30代，男性．

主　訴：頭痛．

既往歴：頭痛，感覚障害で複数の病院を受診，一過性脳虚血発作と診断された．

現病歴：3日前から頭痛が増強し近医を受診，MRAで左側の中大脳動脈に狭窄を認め当院へ紹介となる．

現　症：来院時には，神経学的な脱落症状は改善．

初診時

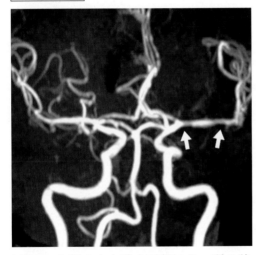

MRA．左側の中大脳水平部に2ヵ所の狭窄を認める（矢印）．

第5病日

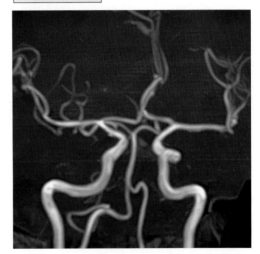

MRA．左側の中大脳動脈の狭窄は消失している．

頭痛に対する対症療法，輸液，塩酸ロメリジン内服を開始，4日目頃より頭痛は軽減傾向となった．

可逆性脳血管攣縮症候群 4　椎骨動脈発症例

年齢性別：30代，女性．
主　訴：頭痛．
既往歴：特記すべき事項なし．
現病歴：4日前，後頭部の強い頭痛が出現，内服薬で改善しないため来院する．
現　症：神経学的脱落症状を認めない．NRS (numerical rating scale) 7/10の頭痛を呈する．

発症11ヵ月前

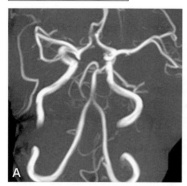

初診時（頭痛発症5日目）

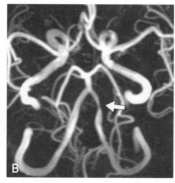
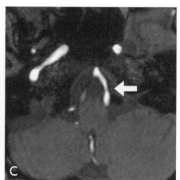

片頭痛の診断で，NSAIDsを中心とした内服治療を実施した．

第21病日

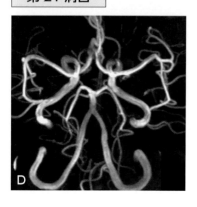

A：MRA．椎骨動脈に異常を認めない．
B：MRA．頭痛発症5日目，左側の椎骨動脈V4に狭窄を認める（矢印）．
C：MRA元画像．全周性狭窄である（矢印）．同部は解離の好発部位であるが，解離を疑う所見は指摘できない．
D：MRA．左側の椎骨動脈の狭窄は消失している．同日の時点で頭痛は消失している．

参考文献
1) Ducros A: Reversible cerebral vasoconstriction syndrome. Lancet Neurol 11:906-917, 2012.
2) Singhal AB, Hajj-Ali RA, Topcuoglu MA, et al: Reversible cerebral vasoconstriction syndromes: analysis of 139 cases. Arch Neurol 68:1005-1012, 2011.

特発性正常圧水頭症 1

年齢性別：80代，男性．
主　訴：歩行困難，尿失禁．
既往歴：ネフローゼ症候群，高血圧症で通院加療中．
現病歴：6ヵ月前から，歩行障害と尿失禁が出現した．その後，症状が増悪し，前医で水頭症の診断を受け治療目的で紹介となる．前医で実施された髄液排出試験で，症状改善を認めていた．

初診時

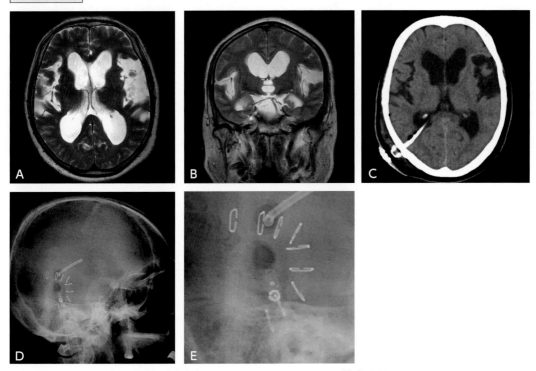

A：MRI T2WI，水平断像．側脳室は，Evans index 0.40の拡大を呈している．
B：MRI T2WI，冠状断像．高位円蓋部の，くも膜下腔の狭小化，大脳半球間裂の狭小化を認める．
　　Sylvius裂は拡大し，くも膜下腔は不均等な拡大を呈している．

特発性正常圧水頭症の診断のもと，脳室腹腔短絡術が実施された．

C：CT．右側の頭頂部からシャントチューブが挿入されている．
D, E：頭部単純X線写真．CODMAN® HAKIM®圧可変式バルブシャントシステムを使用．
　　Eはバルブ部分の拡大，バルブ開放圧は150mmH$_2$Oに設定．

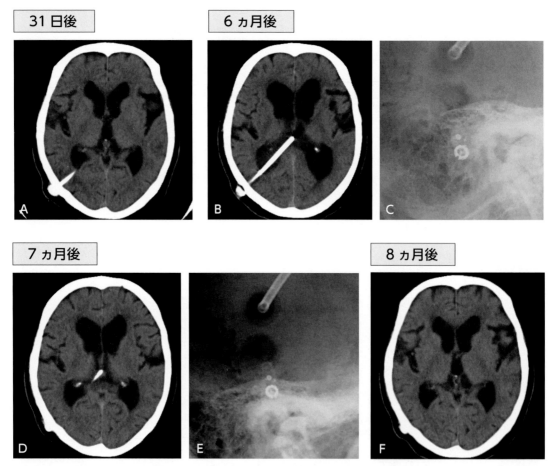

A：CT．脳室拡大は Evans index 0.37 へ縮小，改善している．

その後，臨床症状は改善していたが，6ヵ月後，再び歩行障害が出現し受診となる．

B：CT．脳室は Evans index 0.43 へ拡大している．
C：頭部単純 X 線写真．バルブの圧設定を下げ，120mmH$_2$O に設定．
D：CT．脳室拡大は Evans index 0.41 へ軽度改善したが，臨床症状には改善を認めなかった．
E：頭部単純 X 線写真．バルブの下げ圧を 100mmH$_2$O に設定．
F：CT．脳室拡大は Evans index 0.37 へ改善，歩行障害と尿失禁の改善を認めた．

特発性正常圧水頭症 (idiopathic normal pressure hydrocephalus: iNPH)

高齢者に見られる，原因不明の，髄液圧が正常な水頭症で，歩行障害，認知症状，排尿障害を三主徴とする．

くも膜下出血や，外傷，感染などの原因が明らかなものは，続発性正常圧水頭症と呼ぶ．特発性正常圧水頭症の診断基準を，表に示す．

画像所見は，脳室拡大と，DESH（Disproportionately Enlarged Subarachnoid-space Hydrocephalus）と呼ばれる，非対称のくも膜下腔の拡大が特徴である．

2011年に策定された診断ガイドラインでは，髄液排出試験を行わなくても，MRI所見でprobable iNPHと診断可能となり，画像診断の位置づけが重要となっている．

表　特発性正常圧水頭症の診断基準

1. Possible iNPH

必須項目

1) 60歳台以降に発症する．
2) 歩行障害，認知障害および尿失禁の一つ以上をみとめる．
3) 脳室が拡大（Evans index* > 0.3）している．
   * Evans index：両側側脳室前角最大幅／その断面における頭蓋内腔最大幅
4) 他の神経学的あるいは非神経学的疾患によって上記臨床症状のすべてを説明しえない．
5) 脳室拡大をきたす可能性のある先行障害（くも膜下出血，髄膜炎，頭部外傷，先天性水頭症，中脳水道狭窄症など）がない．

参考項目

1) 歩行は歩幅が狭く，すり足，不安で，特に歩行転換時には不安性が増す．
2) 症状は緩徐進行性が多いが，一時的な進行停止や増悪などの波状経過を認めることがある．
3) 症状のうち，歩行障害が最も頻度が高く，ついで認知障害，排尿障害の順である．
4) 認知障害は認知機能テストで客観的な低下が示される．
5) 他の神経疾患（パーキンソン病，アルツハイマー病，など）や脳血管障害（ラクナ梗塞など）の併存はありうるが，いずれも軽症にとどまる．
6) Sylvius裂・脳底槽は拡大していることが多い．
7) 脳室周囲低吸収域（periventricular lucency; PVL），脳室周囲高信号域（periventricular hyperintensity; PVH）の有無は問わない．
8) 脳血流検査は他の認知性疾患との鑑別に役立つ．

2. Probable iNPH

必須項目

1) Possible iNPHの必須項目を満たす．
2) 脳脊髄液圧が200 mmH$_2$O以下で，脳脊椎液の性状が正常である．
3) 以下のいずれかを認める．
   ①歩行障害があり，高位円蓋部および正中部の脳槽・くも膜下腔の狭小化が認められる．
   　* MRI冠状断の2断面以上で脳溝やくも膜下腔の消失があること．
   ②タップテスト（脳脊髄液排除試験）で症状の改善を認める．
   ③ドレナージテスト（腰部持続脳脊髄液ドレナージ）で症状の改善を認める．

3. Definite iNPH

必須項目

シャント術施行後，客観的に症状の改善が示された．

（日本正常圧水頭症学会・特発性正常圧水頭症診療ガイドライン作成委員会編：特発性正常圧水頭症診療ガイドライン第2版．メディカルレビュー社，2011．より抜粋）

特発性正常圧水頭症の画像所見

1. Evans index：前角の最大幅と，同一スライス頭蓋骨内板の最大幅比で，0.3 以上の脳室拡大．
2. DESH（Disproportionately Enlarged Subarachnoid-space Hydrocephalus）所見．

高位円蓋部のくも膜下腔は狭小化が見られるのに対し，Sylvius 裂や脳底部のくも膜下腔は開大する，くも膜下腔の不均等拡大所見である．

特発性正常圧水頭症の画像上の特徴を，図 1 に示す．

70 代，女性．
Timed "Up and Go" テスト：自力歩行不可．前頭葉機能検査，Frontal assessment battery：FAB 7/18 点．

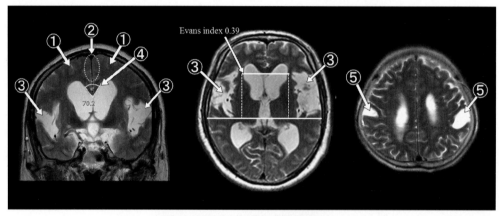

図 1　特発性正常圧水頭症の画像所見
① 高位円蓋部の脳溝狭小化．
② 大脳縦裂のくも膜下腔狭小化．
③ Sylvius 裂など頭蓋内下部のくも膜下腔拡大．
④ 脳梁がなす角度が急峻．
⑤ 脳溝の限局的開大．

DESH ではない脳室拡大（続発性水頭症，20 代，男性）

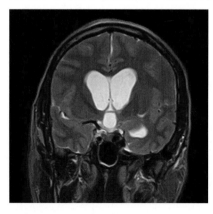

脳室拡大と高位円蓋部のくも膜下腔狭小化を認めるが，Sylvius 裂の不均等な拡大は呈していない．

治療

特発性正常圧水頭症の治療は，脳脊髄液を排出する脳室腹腔短絡術，脳室心房短絡術，腰椎腹腔短絡術などが行われる．

最近のシャントデバイスには，脳脊髄液の排出を制御する圧可変の機能があり，体外から設定圧の変更が可能である．

CODMAN® HAKIM® 圧可変式バルブシャントシステム

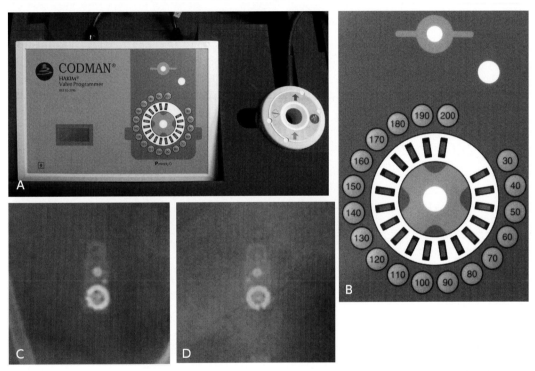

A：プログラマ装置．左の本体で圧を設定し，右の円形のトランスミッターをバルブ部上に置いて体内埋め込みされた圧設定を変更する．
B：プログラム装置の圧設定部の拡大．頭部単純写真上で認める切れ込みが示す方向にある数値が，現在の設定圧である．
C：頭部単純X線写真．150 cmH₂O に設定されたバルブ．
D：頭部単純X線写真．100 cmH₂O に設定されたバルブ．この写真では，点状のマーカーが左側に写っており，反対側から見ている．判読時に注意が必要である．

PS Medical® Strata® 可変式水頭症用シャントシステム

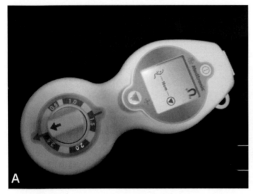
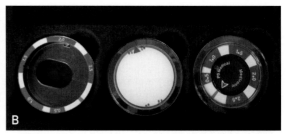

A：調整機．体外から圧設定を行う．
B：アジャストメントキット．バルブの位置や圧条件は体外から設定可能，設定されている条件を読み取り可能である．

同システムは，X線撮影によっても条件読み取りが可能である．
同システムは，単純なバルブ圧でなく，体位によりオープニングプレッシャーが変化し，パフォーマンスレベルP/Lとしての設定である．P/L値が大きいほど，圧が高い．

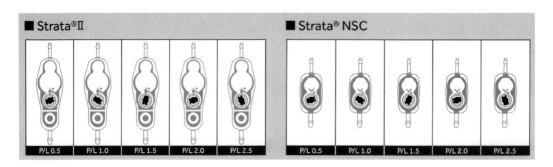

特発性正常圧水頭症2の症例は，この，PS Medical® Strata® 可変式水頭症用シャントシステムを用いた治療例である．

特発性正常圧水頭症 2

年齢性別：80代，男性．
主　訴：歩行障害．
現病歴：前医，脳神経内科で特発性正常圧水頭症を疑われた．中枢神経系に特記すべき既往はなく，画像上のDESH所見と，髄液排出試験で歩行障害の改善を認めた．シャント治療目的で来院となる．

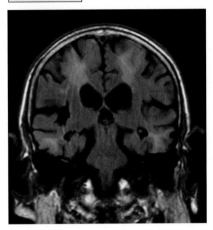

来院時

MRI FLAIR，冠状断像．高位円蓋のくも膜下腔の狭小化，Sylvius裂の拡大を認める．

術後

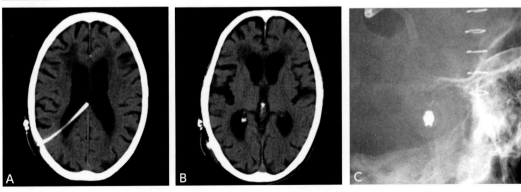

A：CT，頭頂レベル．脳室腹腔短絡術の実施後，右頭頂部から短絡チューブが挿入されている．
B：CT，側脳室前角レベル．Evans indexは0.36である．
C：頭部単純X線写真．PS Medical® Strata®可変式水頭症用シャントシステムを用い，パフォーマンスレベル P/L 1.5（100 mmH$_2$O）に設定した．

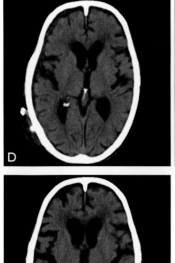
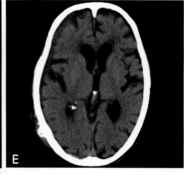
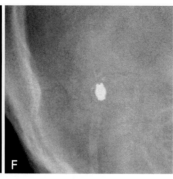
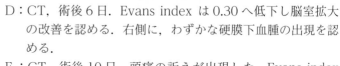

D：CT, 術後6日. Evans index は 0.30 へ低下し脳室拡大の改善を認める. 右側に, わずかな硬膜下血腫の出現を認める.

E：CT, 術後10日. 頭痛の訴えが出現した. Evans index は 0.30 で変化を認めない. 右側の硬膜下血腫は, やや厚くなっている.

F：頭部単純X線写真, 術後10日. パフォーマンスレベル P/L 2.5（210 mmH$_2$O）へ, 設定圧を上げた.

G：CT, 術後29日. 右側の硬膜下血腫は消失している. Evans index 0.33 へ拡大したが, 水頭症の神経症状の出現は認めない.

症例のまとめ

　特発性正常圧水頭症の診断を受け, 髄液排出試験で, 神経症状の改善を認めた Definite iNPH の症例である. 脳室腹腔短絡術の実施により, 脳室拡大の改善を認めたが, 硬膜下血腫が出現した. この硬膜下血腫は, 髄液の急激な排出, サイホン現象により生じるものである.

サイホン現象は, 別項（☞ p.205）で解説があります.

参考文献
日本正常圧水頭症学会・特発性正常圧水頭症診療ガイドライン作成委員会編：特発性正常圧水頭症診療ガイドライン第2版. メディカルレビュー社, 2011.

サイホン現象

年齢性別：70代，男性．
主　訴：歩行障害．
既往歴：特記すべき事項なし．
現病歴：半年前頃から歩様が変わり，"ちょこちょこ"と歩くようになった．近医で，パーキンソン病の診断を受け，内服処方を受けたが改善しなかった．その後，特発性正常圧水頭症の診断を受け，治療目的にて紹介入院となる．

来院時

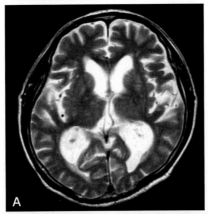

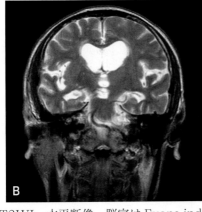

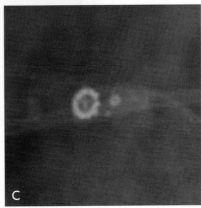

A：MRI T2WI，水平断像．脳室は Evans index 0.33 の拡大を認める．
B：MRI T2WI，冠状断像．高位円蓋のくも膜下腔狭小化，大脳縦裂の狭小化を認める．Sylvius裂は開大し，不均等なくも膜下腔の拡大を呈している．
C：腹部単純X線写真，腰椎腹腔短絡術後．CODMAN® HAKIM® 圧可変式バルブシャントシステムを使用し，バルブ圧は180cmH$_2$Oに設定．

16日後

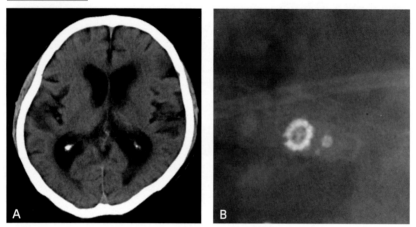

A：CT. 脳室はEvans index 0.33%，脳室の大きさには著変を認めない．
B：腹部単純X線写真．バルブを80cmH$_2$Oへ下げる変更を行った．

3ヵ月後

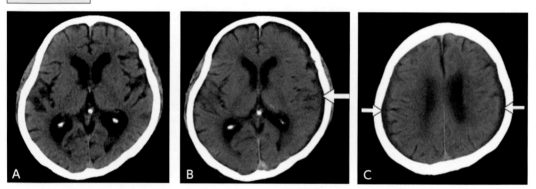

A：CT. 脳室拡大はEvans index 0.30へ低下，神経症状も改善傾向を認めた．

その後，良好な経過で推移していたが，頭痛を自覚して受診となる．

B, C：CT. 脳室はEvans index 0.26へさらに低下している．両側の硬膜下血腫が出現している．バルブ圧を120cmH$_2$Oへ上げる変更を行った．

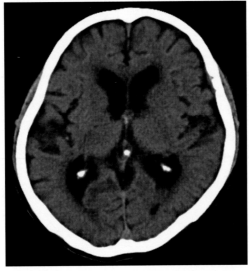

1年8ヵ月後

CT．脳室の大きさはEvans index 0.30へ上昇，硬膜下血腫は消失している．歩行障害の出現を認めない．

脳室短絡術後のサイホン現象と硬膜下血腫

　水頭症に対する短絡術後，立位時にシャントシステムに陰圧がかかり，髄液の過度な排出が起きることがある．サイホン現象と呼ばれ，それによって硬膜下血腫が生じることがある．

　最近のシャントシステムは，立位時の過度な髄液排出を防ぐ機構が設けられているが，刻々と変化する体位や髄液圧により，完全に防ぐことはできない．短絡術後に発生する合併症として留意が必要である．

脳表ヘモジデリン沈着

年齢性別：50代，女性．
主　訴：意識障害．
既往歴：特記すべき事項なし．
現病歴：突然の意識障害を発症し，救急車を要請され搬入となる．
現　症：意識レベル GCS 9(E2 V3 M4)．

搬入時

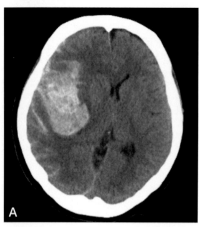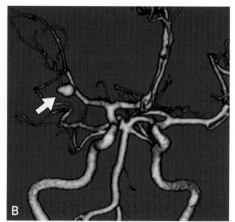

A：CT．右側の，くも膜下出血を認める．脳内血腫を伴い，大脳鎌下ヘルニアを呈している．
B：3D-CTA VR像．右中大脳動脈分岐部に，不整な形状の壁の囊状動脈瘤を認める（矢印）．

直ちに開頭クリッピング術，脳内血腫除去術が行われた．

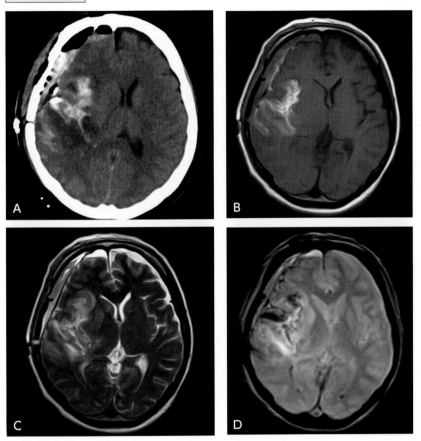

A：CT．右側の開頭後，術後変化としての硬膜下血腫の貯留，Sylvius裂の血腫を認める．
B：MRI T1WI．
C：MRI T2WI．
D：MRI T2*WI．

血腫はメトヘモグロビン期の亜急性の血腫信号を呈している．

IV 腫瘍・その他

3年後

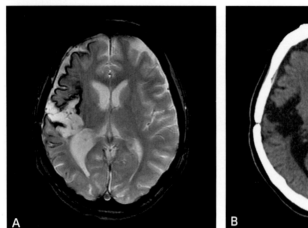
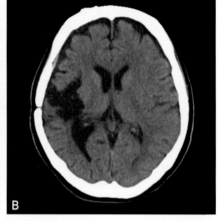

A：MRI T2*WI. 右側の前頭葉，側頭葉，島皮質，弁蓋部の脳表面に，ヘモジデリンの沈着を反映した低信号を認める．
B：CT. 血腫除去を行った部位は拡大した髄液腔を呈している．

脳表ヘモジデリン沈着

　疾患としての，脳表のヘモジデリン沈着症は，小脳や脳幹，大脳の軟膜下や上衣下にヘモジデリンが沈着し，小脳失調や難聴，錘体路症状を呈するものである．
　外傷，くも膜下出血などの出血の既往が原因となるが，原因が特定できない場合も多い．
　後頭蓋窩などに沈着し感音性難聴などを来す古典型，大脳の一部などの限局型とに分けられる．臨床症状を呈さないまでも，MRIにて脳表ヘモジデリン沈着が見つかることもある．
　高齢者では脳アミロイド血管症と関連する所見のことがある．

参考文献
1) 山脇健盛：脳表ヘモジデリン沈着症の臨床．臨床神経学 52:847-950, 2012.
2) Charidimou A, Linn J, Vernooij MW, et al: Cortical superficial siderosis: detection and clinical significance in cerebral amyloid angiopathy and related conditions. Brain 138:2126-2139, 2015.

外国語索引

acoustic neurinoma 173, 175, 177
acute epidural hematoma 139, 142
acute subdural hematoma.. 144
anticoagulant therapy 69, 78, 81, 97, 102, 108
arteriovenous malformation (AVM)....................... 178

cardioembolism...............51, 54, 61, 63, 65, 71, 73, 78
carotid artery occlusion..51, 54, 80, 104, 112, 115, 117
cavernous malformation.................. 165, 168, 170, 181
cerebral fat embolism...................................... 150, 152
coil compaction 23, 26
contrecoup injury 147
cortical laminar necrosis 60, 70, 78, 80
coup injury 149
crossed cerebellar atrophy.................................. 90, 93

deoxyhemoglobin............... 36, 38, 41, 43, 52, 97, 155
Disproportionately Enlarged Subarachnoid-space
    Hydrocephalus (DESH) 199, 203, 205
dissecting aneurysm 32, 104, 108, 110

early CT sign..51, 67
epilepsy 188
Evans index 6, 197, 199, 200

fogging effect 53, 60, 68, 73, 74

gamma knife therapy...................... 175, 177, 178, 181

hemosiderin.......................37, 38, 40, 45, 48, 109, 210
hydrocephalus 6, 11, 16, 197, 203

idiopathic normal pressure hydrocephalus (iNPH)
    .... 197, 199, 203, 205

meningioma... 171
methemoglobin 36, 38, 40, 42, 97, 109, 185, 209
middle cerebral artery occlusion
    ....58, 61, 63, 65, 67, 69, 71, 74, 80, 82
migraine 192, 193, 196
Moyamoya disease....................................112, 115, 117
multiple sclerosis (MS) 121, 126

oxyhemoglobin 35, 38, 39, 41, 52

pearl and string sign 32, 105, 111
pituitary apoplexy 184
pneumocephalus....................6, 19, 93, 141, 143, 145
putaminal hemorrhage 41, 44, 47

reversible cerebral vasoconstriction syndrome
    (RCVS) 192, 193, 195, 196
rt-PA 52, 55, 74

sinus thrombosis..96, 99, 102
subacute combined degeneration 135
subarachnoid hemorrhage 5, 9, 13, 139, 142
subcortical hemorrhage 35, 39
superficial siderosis 208
symptomatic epilepsy... 186

T2 shine through 75, 76
thalamic hemorrhage..4, 42
transient global amnesia (TGA)............................. 190

waller degeneration 53, 82, 85, 87
Wernicke's encephalopathy.................................... 132

日本語索引

あ 行

亜急性連合性脊髄変性症......................135
アテローム血栓性脳梗塞..............50, 58, 79
アルテプラーゼ (rt-PA)..............52, 55, 74

一過性全健忘......................190
一過性脳虚血発作..............32, 93, 112, 195

ウェルニッケ脳症......................132

オキシヘモグロビン..............35, 38, 39, 41, 52

か 行

外減圧療法......................51
外傷..............139, 142, 144, 147, 149, 160
外側線条体動脈..............10, 57, 64, 93
海綿状血管腫..............165, 168, 170, 181
解離性動脈瘤..............32, 104, 108, 110
可逆性脳血管攣縮症候群............192, 193, 195, 196
下垂体卒中......................184
ガンマナイフ治療..............175, 177, 178, 181

気頭症（気脳症）..............6, 19, 93, 141, 143, 145
急性硬膜外血腫..............139, 142
急性硬膜下血腫......................144

くも膜下出血..............5, 9, 13, 139, 142

血管造影..............9, 13, 19, 21, 23, 26, 30, 32, 178
血管内治療..............13, 15, 19, 23, 26, 52, 56
血栓吸引カテーテル..............52, 100

コイルコンパクション..............23, 26
交差性小脳萎縮..............90, 93

さ 行

サイホン現象......................205

視床出血......................4, 42
自然再開通..............61, 63, 65, 72, 91
シャントシステム......................201
出血性梗塞..............52, 71
症候性てんかん......................186
小脳萎縮..............90, 93
小脳梗塞......................108
静脈洞血栓症..............96, 99, 102

水頭症..............6, 11, 16, 197, 203
髄膜腫......................171
ステント型血栓回収デバイス......................56

脊椎腹腔短絡術......................205
線溶療法..............52, 55, 74

続発性水頭症..............6, 11, 16
側副血行路..............64, 84, 96, 113

た 行

多発性硬化症..............121, 126

遅発性脳血管攣縮..............10, 15, 19 ,21
中大脳動脈閉塞 58, 61, 63, 65, 67, 69, 71, 74, 80, 82
聴神経腫瘍..............173, 175, 177
直撃損傷......................149

低髄液圧症..............153, 158, 160
デオキシヘモグロビン.....36, 38, 41, 43, 52, 97, 155
てんかん......................188

日本語索引　**213**

特発性正常圧水頭症..................................197, 203

な 行

内頸動脈閉塞...............51, 54, 80, 104, 112, 115, 117
内側線条体動脈...57, 66

脳海綿状血管腫...........................165, 168, 170, 181
脳梗塞亜急性期............22, 53, 57, 59, 68, 73, 74, 79
脳梗塞急性期...............................51, 54, 58, 67, 69
脳梗塞慢性期の変化...................53, 82, 85, 87, 90
脳挫傷...145, 146, 147, 149
脳室腹腔短絡術.......................6, 12, 16, 197, 203
脳脂肪塞栓症...150, 152
脳腫瘍縮小...173
脳腫瘍増大...171
脳出血亜急性期.......................36, 41, 42, 44, 47
脳出血急性期.......................35, 38, 39, 44, 47, 208
脳出血の CT 変化...44, 47
脳出血の MRI 変化...........................35, 38, 39, 41
脳出血慢性期...........................37, 38, 40, 45, 48
脳脊髄液漏出症.............................153, 158, 160
脳塞栓症（心原性塞栓症）
　　　　.............51, 54, 61, 63, 65, 71, 73, 78, 140
脳動静脈奇形...178
脳動脈解離...........................32, 104, 106, 108, 110
脳動脈瘤..............5, 9, 13, 23, 26, 28, 30, 32, 34, 208
脳動脈瘤クリッピング術...............5, 9, 19, 30, 208
脳動脈瘤コイル塞栓術.........................13, 21, 23, 26

脳動脈瘤の増大.......................................28, 30, 32, 34
脳ドック...26, 110
脳表ヘモジデリン沈着...208
脳ヘルニア.................................6, 52, 140, 145, 208

は 行

反衝損傷...147

被殻出血...41, 44, 47
皮質下出血...35, 39
皮質層状壊死.....................................60, 70, 78, 80

ヘモジデリン....................37, 38, 40, 45, 48, 109, 210

ま 行

未破裂動脈瘤.......................................7, 28, 30, 32, 34
未破裂動脈瘤の対応...29, 42

メトヘモグロビン...36, 38, 40, 42, 97, 109, 185, 209

もやもや病（ウイリス動脈輪閉塞症）
　　　　...112, 115, 117

わ 行

ワーラー変性.......................................53, 82, 85, 87

症例でたどる 頭部 MRI・CT 時間経過で画像はこう変わる

2018 年 12 月 25 日　第 1 版第 1 刷 ©

著　者	縄田昌浩　NAWATA, Masahiro
発行者	宇山閑文
発行所	株式会社金芳堂
	〒606-8425 京都市左京区鹿ヶ谷西寺ノ前町 34 番地
	振替　01030-1-15605
	電話　075-751-1111（代）
	http://www.kinpodo-pub.co.jp/
組　版	HATA
印　刷	亜細亜印刷株式会社
製　本	有限会社清水製本所

落丁・乱丁本は直接小社へお送りください. お取替え致します.

Printed in Japan
ISBN978-4-7653-1771-9

JCOPY ＜（社）出版者著作権管理機構　委託出版物＞

本書の無断複写は著作権法上での例外を除き禁じられています. 複写される場合は, そのつど事前に, （社）出版者著作権管理機構（電話 03-5244-5088, FAX 03-5244-5089, e-mail : info@jcopy.or.jp）の許諾を得てください.

●本書のコピー, スキャン, デジタル化等の無断複製は著作権法上での例外を除き禁じられています. 本書を代行業者等の第三者に依頼してスキャンやデジタル化することは, たとえ個人や家庭内の利用でも著作権法違反です.